Greici Ferrari

Simplesmente RARA

O cotidiano de uma mãe e uma criança com necessidades específicas

1ª edição / Porto Alegre-RS / 2021

Capa: Marco Cena
Produção editorial: Maitê Cena e Bruna Dali
Revisão: Júlia Dias
Produção gráfica: André Luis Alt

Dados Internacionais de Catalogação na Publicação (CIP)

F375s   Ferrari, Greici
          Simplesmente rara : o cotidiano de uma mãe e uma criança
        com necessidades especiais. / Greici Ferrari. – Porto Alegre:
        BesouroBox, 2021.
             200 p. ; 14 x 21 cm

          ISBN: 978-65-88737-49-1

             1. Biografia. 2. 3 Desenvolvimento infantil - relato. Deleção
        Cromossômica - síndrome. 4. Cromossomos Humanos Par 9 -
        deleção. I. Título.

                                                    CDU 929FERRARI, GREICI

        Bibliotecária responsável Kátia Rosi Possobon CRB10/1782

Copyright © Greici Ferrari, 2021.

Todos os direitos desta edição reservados a
Edições BesouroBox Ltda.
Rua Brito Peixoto, 224 - CEP: 91030-400
Passo D'Areia - Porto Alegre - RS
Fone: (51) 3337.5620
www.besourobox.com.br

Impresso no Brasil
Agosto de 2021.

Sumário

Prefácio 9

Introdução 13

O diagnóstico 15
MANU, 02 ANOS E 03 MESES

O processo de negação e sua superação 19
MANU, 02 ANOS E 03 MESES

Filhos idealizados: precisamos falar sobre isso 23
MANU, 02 ANOS E 06 MESES

Entre estímulos: terapias e convívio familiar 27
MANU, 02 ANOS E 08 MESES

Palavras: entre a dor e a música 31
MANU, 02 ANOS E 09 MESES

Cada criança tem seu tempo? 33
MANU, 02 ANOS E 09 MESES

Momentos em família: segredos, medos e alegrias ... 37
MANU, 03 ANOS E 01 MÊS

Das melhores escolhas: a escola 39
MANU, 03 ANOS E 03 MESES

Sempre correndo atrás 43
MANU, 03 ANOS E 01 MÊS

Uma das estrelas na Terra 45
MANU, 03 ANOS E 06 MESES

E quando o não saber lidar bate na nossa porta? 49
MANU, 03 ANOS E 07 MESES

A primeira escolha 53
MANU, 03 ANOS E 08 MESES

Questão de tempo 55
MANU, 03 ANOS E 08 MESES

Da beleza dos pequenos detalhes 57
MANU, 03 ANOS E 09 MESES

Nossa rotina 61
MANU, 03 ANOS E 10 MESES

O Mercado e as deficiências 65
MANU, 03 ANOS E 10 MESES

Punição x romantização da deficiência 69
MANU, 03 ANOS E 10 MESES

Sobre acreditar na criança 73
MANU, 03 ANOS E 11 MESES

A informação precisa circular 77
MANU, 03 ANOS E 11 MESES

A inocência da infância e o bem que ela traz 81
MANU, 04 ANOS

Sim, tudo vai ficar bem... 83
MANU, 04 ANOS

Na tempestade e depois dela 85
MANU, 04 ANOS

Falar ou calar? 89
MANU, 04 ANOS

Ser Mãe x Ser Pedagoga ou Ser Mãe e Pedagoga? ... 91
MANU, 04 ANOS E 02 MESES

A noite da coruja 95
MANU, 04 ANOS E 02 MESES

Seria mais um diagnóstico? 99
MANU, 04 ANOS E 02 MESES

Necessidade de extravasar 103
MANU, 04 ANOS E 03 MESES

Um balde de água fria 105
MANU, 04 ANOS E 02 MESES

Aposta na Canjica 109
MANU, 04 ANOS E 04 MESES

Ela sai da linha 111
MANU, 04 ANOS E 04 MESES

Sobre Inclusão 113
MANU, 04 ANOS E 06 MESES

Uma pausa 117
MANU, 04 ANOS E 04 MESES

As diferenças e as crianças 119
MANU, 04 ANOS E 05 MESES

Uma visita especial 123
MANU, 04 ANOS E 06 MESES

O início da pandemia e o canto dos pássaros 125
MANU, 04 ANOS E 07 MESES

O caderno 129
MANU, 04 ANOS E 08 MESES

Um dia de cada vez 133
MANU, 04 ANOS E 10 MESES

No topo da montanha-russa 137
MANU, 04 ANOS E 11 MESES

A teoria na prática 141
MANU, 05 ANOS

A primeira visita da fadinha do dente 145
MANU, 05 ANOS E 01 MÊS

Melhor do mundo 147
MANU, 05 ANOS E 02 MESES

E quando não está na cara? 151
MANU 05 ANOS E 03 MESES

Pássaro livre 155
MANU, 05 ANOS E 04 MESES

Não, não dou conta de tudo 159
MANU, 05 ANOS E 04 MESES

As terapias em 2020 163
MANU, 05 ANOS E 04 MESES

Sobre congelar o tempo 167
MANU, 05 ANOS E 05 MESES

Ele é um boneco?
Por que ela fala como um bebê? 169
MANU, 05 ANOS E 05 MESES

Recomeço 173
MANU, 05 ANOS E 06 MESES

A maternidade rara 177
MANU, 05 ANOS E 08 MESES

Irmãos 179
MANU, 05 ANOS E 09 MESES

Sinal de final feliz 183
MANU, 05 ANOS E 10 MESES

Ela é toda perfeitinha 187
MANU, 05 ANOS E 10 MESES

União de beija-flores 191

Simplesmente rara 197

Prefácio

Suavidade e dureza. Afeto e racionalidade. Coração segurando o pranto, amor doído atravessado por momentos de genuína alegria. Muita risada gostosa. Gargalhadas. Afeto e dor. Eis com o que nos deparamos a cada página desta obra, escrita com a garra de uma mulher-mãe-autora, cuja perspicácia, coragem e delicadeza nos arrebatam. E aquele desejo do leitor ou da leitora de *só dar uma olhadinha em algumas partes* transforma-se num apego ao livro, a ponto de sempre adiarmos o momento do pausar (mesmo que por enquanto).

Aqui poderíamos encontrar depoimentos e angústias de uma jovem mãe, entremeados por relatos de conquistas e peculiaridades de sua pequena menina. Até aí, nenhuma novidade. Quantas mulheres já dissertaram acerca do cotidiano de seus filhotinhos, mas não é somente a isso que esta obra se propõe. É muito mais.

Greici, seguindo seu modo investigativo de ver o mundo, observa o dia a dia da Manu com o olhar de mãe atenta e curiosa, porém, igualmente, jamais abandona seu pensamento e intervenção como pedagoga reflexiva. Inicia aí, então, uma narrativa descrevendo o cotidiano da vida em família com a presença deste novo membro, essa menininha linda, cujo jeito de ser, aqui e ali, em pequenos detalhes, gera inquietudes no (não) sono desta mamãe. Assim, frente ao mundo da ciência e da medicina especializada, nos deparamos com uma mulher inquieta, mãe que pergunta e ouve, mãe que questiona, indaga e quer sempre saber mais, mãe que duvida de especialistas —e por que não?

Destarte, na medida em que adentramos nas narrativas, conhecemos mais e mais o cotidiano desta família. Verificamos que, sem jamais perder a esperança, nem o carinho e muito menos a fé, mãe e pai seguem na busca por melhor compreender acerca do que ocorre com a filhota tão amorosa, e um pouco diferente.

Quanto ao modo de escrita, a autora faz a opção pela simplicidade sem ser simplista, valendo-se da literatura, da arte, das letras de canções, faz alusão a produções cinematográficas, tudo muito bem alinhavado neste bordado inédito e provocador de sentimentos bons. É uma narrativa que carrega, de maneira intrínseca, a dimensão política que sonha e luta por um mundo sem exclusão. Além disso, sem nunca abandonar o seu viés de educadora e pedagoga, ela faz adequadas e pontuais referências a teóricos, devidamente estudados, sempre que o desafio provoca a investigação para saber mais. Greici escreve com lógica e racionalidade, sem nunca esconder seus sentimentos, imprimindo um tom encantador a cada etapa do crescimento de Manu. Em alguns momentos, você se dará conta que está mergulhada em pura emoção.

Páginas e páginas deste livro são enriquecidas pela descrição dos caminhos traçados, nem todos perseguidos, mas, nesses casos, justificados. O detalhamento das decisões e/ou execução das consultas médicas, das atividades multidisciplinares, em seus diferentes momentos e etapas, bem como, por decorrência, as avaliações informais e sistemáticas, além do cotidiano da vida escolar regular, tudo aqui está adequadamente registrado.

Exames, diagnósticos, novos exames, outros diagnósticos, alívio passageiro seguido de expectativas, medos e novas alternativas. Tudo neste livro surge com o vigor e a força dos fatos vividos como se estivessem acontecendo agora. Eis mais um motivo para irmos além de uma leitura individual, querendo degustar sozinhos todos os sabores literários que nos são oferecidos. É importante gritar ao mundo: leiam o que esta mãe está contando!

Manu vai crescendo na vida e em cada nova crônica que folheamos. Sim, Manu cresce a cada dia e em todos os sentidos, nas conquistas escolares, nas peripécias e traquinagens, no modo de expressar carinho, no seu jeitinho de dizer do que mais gosta e do que não aceita de jeito nenhum. Não só a mamãe constata a evolução, papai também, e este elo de afeto e cumplicidade, com certeza, contribui essencialmente para o êxito que testemunhamos na medida em que o tempo passa. Chega um momento na leitura destas páginas em que ficamos mais e mais ansiosos por saber das novas conquistas de Manu.

Chega um momento em que viramos cúmplices das artes que ela começa a aprontar. Chega o dia em que, como leitores, constatamos: Manu já tem um criativo senso de humor, característica inerente a pessoas perspicazes, espertas e felizes. Que maravilha!

Antes que o leitor ou a leitora sigam em frente, é imperativo enfatizar: este livro é muito mais do que a soma de seus capítulos. Ele se constitui pela riqueza de ideias artesanalmente edificadas, costuradas a partir de campo empírico, quase sempre, denominado cotidiano, mas que, neste caso, recebe, de quando em quando, o devido distanciamento por parte da autora, para dela receber questionamentos, reflexões e busca de novas alternativas. Em resumo e como já salientado: trata-se de relatos do cotidiano familiar entremeados por significativas reflexões. Ademais, há um compromisso estendido ao coletivo por parte da autora. Ou seja, na medida em que aumentam as questões suscitadas por sua experiência na vida privada, estas provocam a busca por outras famílias com experiências similares. Surge, então, um marco essencial no próprio encaminhamento deste livro: a dimensão do coletivo embalado pela solidariedade entre pares, seguido da busca por alternativas comuns embasadas na ciência e na pesquisa. Este é um acontecimento tão importante no conjunto das narrativas que deixarei para o próprio leitor ou leitora decifrarem tudo que aconteceu.

E, para finalizar, indago: o mundo acadêmico viu adiada a decisão por um doutoramento? Ótimo! Sábia decisão. O mundo da vida ganhou de presente uma extraordinária doutora-rara mãe. Ganhamos todos que buscamos um mundo mais justo e inclusivo. Fomos todos beneficiados com um presente extra, uma verdadeira joia. E nunca é demais lembrar: por mais rara que seja a pérola, quem a faz tornar-se joia é o artesão, no caso, a artesã que burilou estas páginas com tanto esmero.

Beatriz Daudt Fischer

Introdução

Antes de ser mãe, eu pensava em ter minha filha e, perto de seus 3 anos, retomar minha vida acadêmica, fazendo o tão sonhado doutorado. O tempo foi passando e, a cada dia, ficava mais clara a sinalização de que eu não conseguiria realizar meus sonhos conforme o planejado. Por um período, me senti um tanto perdida, sem rumo, um tanto frustrada, mesmo sendo feliz com a maternidade. Ser mãe de uma criança com necessidades específicas traz muitos aprendizados, mas também vários desafios. Mesmo que a Manu não tenha limitações severas — hoje consigo me colocar no lugar de famílias com situações mais complexas e as admiro muito —, as terapias demandam da família acompanhamento e reforço. Ser dona de casa e trabalhar soma-se se a essa rotina que, muitas vezes, se torna exaustiva e cara.

Mesmo se me afastasse do trabalho, percebi que teria dificuldades para realizar uma pesquisa de fôlego. Aos poucos, fui notando que o doutorado já não era mais prioridade. Mas eu, que gostava tanto de escrever, não precisaria abandonar este hábito, esta terapia. Antes do diagnóstico da Manu, a partir da leitura de outros *blogs*, decidi compartilhar nossa experiência com o intuito de auxiliar outras famílias. O *blog* foi alimentado e eu percebi que ele poderia se materializar de outra forma, isto é, por meio de um livro que abordasse o desenvolvimento atípico na primeira infância, sem o objetivo de trazer verdades, apenas experiências e, quem sabe, algumas reflexões.

Os momentos mais difíceis fizeram-me perceber com maior clareza que eu precisaria inteirar-me da temática Educação Especial para tentar transmitir o que sentiam e viviam as famílias, aliando a experiência à minha formação. O colocar-me no lugar do outro ganhou mais espaço e se uniu desejo de criar uma relação mais próxima e empática entre nós e os profissionais. Assim, a proposta deste livro ultrapassa o *blog* "De mãe para mãe".

Novas crônicas foram escritas a partir do meu olhar que, aos poucos, está aprendendo a ser mais empático. O projeto me deu um novo ânimo, me fez bem. Pergunto: Você, mãe, você, pai, que sonhos que para trás? É possível retomar? Poderia surgir um novo projeto?

Enquanto pedagoga, uma das áreas da qual eu ainda não havia me aproximado era a da Educação Especial. No período que fui professora, não tive alunos com deficiência e, ao estudar políticas públicas, questionava se um dos objetivos da inclusão seria diminuir recursos na Educação Especial. Foi só a partir do momento que consegui estudar mais o assunto que me senti segura para um novo sonho: escrever este livro.

A vida me mostrou que eu precisava abrir horizontes, que, enquanto profissionais e seres humanos, não somos seres acabados. E assim os primeiros passos de um novo caminho foram sendo trilhados. Nestas páginas, compartilho com vocês o mais marcante durante o percurso da primeira infância de minha amada filha, objetivando auxiliar famílias e profissionais que se dedicam ao trabalho com crianças atípicas.

O diagnóstico

MANU, 02 ANOS E 03 MESES

No geral, tive uma gravidez tranquila, mas eu percebia um baixo movimento fetal e, quando cheguei nas 30 semanas, tive que ficar em repouso absoluto, pois meu colo de útero estava indicando parto prematuro. A Manuela nasceu por cesariana, com 38 semanas e 6 dias, 3.325 kg e 48 cm, seu teste de Apgar — que avalia os sinais vitais do bebê em escala de 0 a 10 — foi 9, e não houve qualquer indicação de problemas de saúde. No entanto, em seus primeiros meses, passamos por algumas dificuldades, em geral, encontradas na infância: refluxo, dificuldades para mamar no peito, sono extremamente leve e problemas respiratórios.

Aos três meses, quando a colocava de bruços, ela chorava bastante. Achei estranho, mas pensei que ela simplesmente não gostasse de ficar naquela posição. Quando ela completou sete meses, comecei a ficar um tanto preocupada, pois ela não rolava e não se curvava para pegar brinquedos, preferia até mexer em uma etiqueta ou botão de roupa do que se direcionar para pegar algo que não estivesse ao alcance da mão. Diante da preocupação, conversei com a pediatra sobre o que percebera e ela nos indicou sessões de estimulação precoce.

Com oito meses, Manuela iniciou a estimulação e notamos avanços. Com dez meses, aprendeu a rolar, todavia, no final de cada sessão, a estimuladora repetia: "ela é imatura". Assim que começou a rolar, também passou a colocar objetos na boca (situação super comum para a idade) e a boca nos objetos (colocava a língua no chão, o que achamos um tanto diferente). Outra característica bem peculiar que percebemos era (e segue sendo) não deixar meias nos pés, nem aceitar cobertas ao dormir. Observamos que ela, além de sentir com as mãos, parece gostar de sentir os objetos e texturas com os pés.

Com um ano, a pediatra, após conversa com a estimuladora, indicou que levássemos Manuela a um neuropediatra. A princípio, assustei-me, procurei opinião de outro pediatra e a levamos. Na primeira consulta, a neuropediatra comentou que ela tinha hipotonia — diminuição no tônus muscular, acarretando diminuição de força —, que acreditava que fosse transitória, mas precisaria de exames e fisioterapia. Na primeira bateria de exames, ocorreram algumas alterações em mais de um, mas nada que apresentasse o diagnóstico. Contudo a fisioterapeuta observou que, além da hipotonia, ela apresentava ataxia — uma perda de coordenação nos movimentos voluntários do tronco — e que conversaria com a neuropediatra para solicitar uma ressonância magnética de crânio.

Fizemos a ressonância e nos assustamos ao abrir o exame. Susto que aumentou na consulta com a neuropediatra, ao sabermos que precisaríamos seguir as investigações com outro profissional na capital, onde haveria mais recursos. A médica acreditava que Manuela tivesse uma doença degenerativa ou uma síndrome rara. Buscamos atendimento em Porto Alegre, com um renomado neuropediatra e uma geneticista, que também é referência no estado do Rio Grande do Sul.

Manuela estava evoluindo: com 14 meses, começou a engatinhar, e com 19 meses, a andar. Fizemos uma segunda bateria de exames, o cariótipo convencional — que analisa a quantidade e estrutura dos cromossomos — não apresentou alterações. Em outros exames foram observadas pequenas alterações em glicose e lactato (produto do metabolismo da glicose). Paralelamente, seguimos estimulando nossa linda menina, tanto com exercícios de motricidade ampla, quanto linguagem e cognição.

Em outra consulta com o neuropediatra, desabafei sobre estimularmos nossa pequena já no ventre (contava histórias, ouvia música clássica) e ele nos acalentou dizendo que percebia que a Manuela era uma criança muito estimulada, que, se não fosse isso, certamente, caminharia depois dos três anos, devido à lesão apresentada na ressonância. Já na geneticista, perguntei qual era a hipótese para o atraso motor (ataxia, hipotonia), de mielinização (desenvolvimento da bainha de mielínica, que envolve os cilindros nervosos) e linguagem (com dois anos, falava de forma recorrente "mamá" e "papá"), ela me respondeu que ainda não sabia e nos solicitou mais exames, dentre os quais o CGH-array, que analisa os cromossomos, identificando possíveis falhas.

Como família, estávamos nos confortando com os progressos dela e, mesmo com a indicação da primeira médica, achávamos que tudo seria transitório. Entretanto o resultado do exame feito em junho, cujo resultado obtivemos apenas em setembro, nos mostrou, depois de mais de um ano de buscas, que o que tínhamos como sintomas caracterizava-se como uma síndrome, no caso dela, a Síndrome de deleção 9p.

Com o diagnóstico na mão, além do agendamento de consulta com a geneticista, procuramos nos informar sobre o que seria. Conversei com um médico, colega de trabalho, que indicou alguns textos da literatura médica, informando que estes geralmente apresentam os quadros mais graves. Com material escasso e todo em inglês, a compreensão ficou difícil. Contudo, ao receber um texto, encaminhado por minha cunhada, publicado pela *Unique* (uma associação relativa a distúrbios genéticos raros do Reino Unido), a leitura nos confortou por apresentar casos de famílias com tal deleção — a falta da parte de um cromossomo — de uma forma mais branda e esperançosa. Seguimos nossas buscas, com o coração mais calmo e grato por este verdadeiro presente que é a nossa filha.

O processo de negação e sua superação

MANU, 02 ANOS E 03 MESES

Quando minha amada filha tinha apenas três meses, ao colocá-la de bruços, ela regia chorando muito. Aquilo para mim soava estranho. Era minha primeira filha e, embora eu não tivesse contato frequente com bebês dessa faixa etária, conhecia, em teoria, o desenvolvimento infantil, já que havia trabalhado em uma escola enquanto coordenadora de educação infantil. Surgiu aí minha primeira pulga atrás da orelha. Quando Manuela tinha sete meses, ao ser deixada na cama para trocar, ela continuava ali, paradinha. Esta foi a segunda pulga atrás da orelha que me motivou a abordar tais situações com a pediatra.

Inicialmente, a pediatra aconselhou-me a conversar na escola, pedir observação e solicitar auxílio na estimulação. Como na consulta do oitavo mês não notamos avanços, a pediatra nos encaminhou a uma profissional que trabalhava com estimulação precoce — atividades direcionadas por profissional habilitado para estimular o desenvolvimento motor amplo e cognitivo de bebês com atrasos de desenvolvimento.

Iniciamos as estimulações, e eu queria trocar ideias com meu marido, minha mãe, minha irmã. Tentava entender o que poderia estar acontecendo, pois, para mim, a Manu era diferente; já, para as pessoas próximas, ela não tinha nada. Quem estava vendo coisas era eu. Fase bastante difícil, momento de muita dor, cheguei várias vezes a pensar que eu estava neurótica, vendo o que não existia.

Naquele período, levava minha filha nas sessões de estimulação, nas quais, com frequência, ouvia "sua filha é imatura" e observava o método de repetição. Na pedagogia, métodos mecânicos, repetitivos, estão ligados a teorias tradicionais. Embora não me agradasse, fazia, todos os dias, os exercícios com ela, conforme a orientação da profissional. Aos 10 meses, ela começou a rolar e, para mim, esta evolução fez crescer a esperança de que não passaria de um atraso de desenvolvimento transitório.

Na semana em que completaria um ano, Manuela ficou bastante doente. Enquanto estava na escola, teve vários episódios de bronquiolite e bronquite, o que nos motivou a tirá-la da escola naquele momento. Tivemos que levá-la ao pronto-atendimento e, por acaso, fomos atendidos pela pediatra dela. Eu percebi que a pediatra parecia estar querendo falar algo e não falava, foi quando indaguei: "Tudo bem, doutora?". Ela respondeu: "Falei com a estimuladora e vocês terão que levar a Manuela ao neuropediatra". Aquilo soou de forma tão dura, ecoando internamente: *neuropediatra para quê?* Eu pensava: *a Manu está evoluindo, cada criança tem seu tempo.*

Conversei com meu esposo e resolvemos pedir uma segunda opinião em nossa cidade de origem. O pediatra disse que poderia esperar um pouco mais, mas, possivelmente, quando ela completasse um ano e meio, também a encaminharia para a mesma avaliação. Foi um choque de realidade, voltei a querer entender o que ela poderia ter com mais intensidade.

Para minha família e meu esposo, a resistência persistia. Tive apoio de amigas, cunhada, sogros, mas para minha família de origem e para meu esposo, era um assunto intocável. Era muito difícil entender tudo isso, eu precisava falar, e essas pessoas, que eram as mais próximas, não queriam. Porém a vida foi me ensinando que cada um tem um tempo e uma forma própria para olhar cada situação.

Na neuropediatra, a primeira suspeita não passava de hipotonia transitória, mais um alívio passsageiro que, em seguida, se tornaria contestável.

Na primeira bateria de exames, pequenas alterações que não nos aproximavam de um diagnóstico específico. A partir de observações da fisioterapeuta em relação à ataxia de tronco, fizemos a ressonância magnética. Cabe frisar que foi uma experiência muito ruim: hospital lotado, a estrutura não era para crianças, ela saiu da sala chorando e se batendo bastante. Ao receber o resultado da ressonância e ao ler o laudo, meu índice de aflição subiu muito. Estava escrito leucoencefalopatia, doença neurológica rara que ocasiona desmielinização no sistema nervoso central. Então minha filha tinha algo.

Em consulta com a neuropediatra, a qual disse que a Manu teria uma doença degenerativa ou uma síndrome rara. Dificilmente, porém, chegaríamos a um diagnóstico. Diante disso, a médica pediu para se afastar do caso e nos encaminhou para um colega em Porto Alegre.

Depois daquela consulta, meu marido resistia a seguir fazendo os exames, até mesmo por observar que ela estava evoluindo. Com um ano e dois meses, começou a engatinhar. Mas eu insistia que precisávamos ir até o fim para, a partir do diagnóstico, proporcionar o tratamento mais adequado. Em alguns exames, tive companhia de uma amiga, em outro, de minha cunhada. Na primeira consulta em Porto Alegre, uma tia me acompanhou. Em alguns exames fui sozinha com minha pequena. Depois que voltamos da consulta em Porto Alegre, com o neuropediatra nos afirmando, assim como a geneticista, que chegaríamos ao diagnóstico, meu marido voltou a me acompanhar. Foram em torno de cinco baterias de exames até o CGH-array nos apresentar a Síndrome 9p. Chorei, tremi, como foi difícil, ao mesmo tempo que queria identificar do que se tratava, queria que tudo não passasse de um pesadelo.

Entre a dor e a experiência, fomos transformando o negar (*ela não tem nada*) em encarar o desafio, mesmo com muita dor e um grande aperto no coração. A cada dia vamos observando que o diagnóstico não representa nossa filha. E como ela é maravilhosa!

Filhos idealizados: precisamos falar sobre isso

MANU, 02 ANOS E 06 MESES

Antes de ser mãe e mesmo quando estava grávida, percebia-me pensando: "terei uma filha(o) linda(o), inteligente, estudiosa(o) e que terá um futuro profissional brilhante". Para mim, esta era a representação de um filho(a) ideal, achava que tudo isso era possível. Não que não seja, mas a vida nos ensina tanto.

Quando a Manu tinha meses e não conseguia atingir os "marcos padrões de desenvolvimento", a sensação de fracasso era grande. Pensava "o que eu não estou fazendo? No que estou errando? Minha filha é um bebê preguiçoso?" Pode parecer horrível ler isso, porém, enquanto humanos, temos tantas fragilidades e considerá-las pode ser interessante. Assim foi comigo.

Eu sentia um aperto no peito e não conseguia identificar o que era, não estava conseguindo viver, de forma intensa, a maternidade. Foi quando uma postagem no *Facebook* me tirou da zona de conforto. Em linhas gerais, a postagem citava que não era certo buscar a maternidade para ser feliz e que, para ser mãe, a mulher precisaria ser completa. Com a primeira colocação não tive problemas, mas a segunda me fez perder o sono e aquela noite sem dormir foi muito importante para me entender em minha maternidade.

Pensei em muita coisa e tive um *insight* em forma de pergunta: *Por que eu queria ser mãe?* Realmente, queria ser mãe para evoluir enquanto ser humano, a partir dessa resposta, consegui observar que o meu objetivo com a maternidade concretizava-se na minha realidade, com Manuela e seu jeitinho único de ser. Sempre quis ser uma pessoa melhor e conhecer o amor incondicional. Analisando tudo o que eu tinha vivido até aquele momento na experiência materna, pude perceber que estava tendo uma oportunidade maravilhosa. Conheci um mundo novo, convivi em salas de espera de terapias com crianças que não conseguiam andar, falar, e nem por isso eram menos amadas. Ao contrário, o amor que elas recebiam de suas famílias era simplesmente diferente, ele, de fato, não queria nada em troca. Foi por meio destas experiências que eu conheci o amor incondicional.

Sei que tenho muito a aprender enquanto ser humano, mas a experiência de ter uma filha com especificidades, que demanda estimulações extras e, ao mesmo tempo, viver um amor genuíno que compreende e apenas ama, é gratificante. Com a Manu, aprendi a me colocar no lugar do outro, a evitar julgamentos e a amar de um jeito que nunca imaginei ser capaz.

Lógico que tenho os momentos de cansaço, já caí e, com certeza, ainda cairei no erro da comparação, porém, de forma geral, hoje consigo ficar feliz com as simples conquistas: uma palavra nova, um reconhecimento de personagem, um levar a fralda no lixo, estas pequenas conquistas em nossa casa viraram motivos de comemoração. A Manu, gosta tanto quando realiza algo que pedimos, que já encerra a atividade puxando as palmas. Olhando hoje para a vida que levamos, sei que temos muitos momentos que não são fáceis, mas se alguém me perguntasse: qual é seu filho(a) ideal? Eu responderia: a minha! Exatamente como ela é: esperta, doce, cativante, teimosa, resiliente e amável.

A Manuela é encantadora. Tem, sim, atrasos no desenvolvimento, que em nada traduzem o que ela é: um ser especial, cheio de amor, luz e carinho. Como foi bom receber seus beijos (ela começou a nos beijar na face com pouco mais de dois anos, esperamos tanto por isso) e, hoje, ela nos presenteia com beijos doces e carinhosos. Isso, sim, é importante. Já os atrasos, sim, esses fazem parte, mas o como ela evolui demonstra que ela tem potencial enorme e conseguirá chegar onde ela quiser.

Entre estímulos:
terapias e convívio familiar
MANU, 02 ANOS E 08 MESES

Em 2002, iniciei o curso de Pedagogia, e a estimulação precoce sempre foi um assunto bastante enfatizado durante minha formação. Ironia do destino ou pura coincidência, escolhi como temática de minha monografia "A importância da estimulação no desenvolvimento das crianças de educação infantil".

Em 2015, tornei-me mãe e comecei a colocar em prática com minha filha um pouco da teoria que conhecia. Quando ela tinha meses, tentava fazer atividades envolvendo o corpo e, na maioria das vezes, não obtinha resultados "positivos".

As sessões de estimulação precoce, para mim, não eram estimulantes. Ao contrário, atividades repetitivas e cansativas (além das sessões, eu repetia diariamente os exercícios com minha filha). Não que isso não tenha ajudado, todavia eu não estava feliz realizando atividades recorrentes, já que eu acreditava na potencialidade do brincar. Como mãe, eu ficava com dois corações: sigo a estimulação desta forma ou sigo meu coração? Pela responsabilidade que sentia, segui as atividades. Até que, na primeira consulta com a neuropediatra, a partir da constatação clínica de hipotonia, ocorreu a indicação médica de substituir a estimulação precoce por fisioterapia. Para mim, isso foi libertador.

Iniciamos a fisioterapia e foi muito mais do que eu esperava. A perspectiva da profissional, que tivemos o prazer de conhecer, era voltada ao lúdico. Até mesmo nas atividades envolvendo toque no corpo, ela utilizava brinquedos (na estimulação precoce também eram utilizados brinquedos, mas a forma parecia automática). Os espaços da clínica de fisioterapia eram estimulantes, ali eu via que minha filha recebia um atendimento global. O trabalho com fisioterapia iniciou quando a Manu tinha um ano e seguiu até os dois anos e seis meses, quando eu, como mãe, depois de já ter conversado com a geneticista sobre outras possibilidades, senti que a minha filha precisava de um estímulo corporal novo.

Conversei com a fisioterapeuta e ela sugeriu deixarmos a fisioterapia e iniciarmos a terapia ocupacional. No entanto, a médica geneticista havia comentado sobre a natação como uma ótima atividade. Ao mesmo tempo, enquanto pedagoga, eu sabia que o desenvolvimento do esquema corporal é fundamental para aquisição da linguagem. Como mãe, fiz uma escolha sem medo de errar, coloquei minha filha na natação, deixando a terapia ocupacional para ser inserida mais adiante.

Aos dois anos e dois meses, as sessões com a fonoaudióloga iniciaram, porém eu não estava me sentindo confortável: sessões curtas, em média 30 minutos, sendo boa parte deste tempo utilizado para passar orientações. Insisti com a mesma profissional por três meses, até que, pela segunda vez, foi solicitado que eu levasse alimentos para observar a mastigação. Além das sessões, esta indicação em período tão pequeno me incomodou. Optei por procurar outra profissional, especialista em aquisição da linguagem.

Muitas vezes nos sentimos inseguros e vamos seguindo apenas aconselhamento de profissionais que executam as atividades de estimulação, contudo, como pais, precisamos participar do desenvolvimento de nossos filhos, além de acompanhar de perto as terapias. Isso permite analisar, trocar ideias, ponderar e fazer escolhas. Outro fator imprescindível é a interação com nossos filhos que, certamente, contribui muito para o desenvolvimento global. Meu esposo e eu optamos por não fazer atividades de estimulação com profissionais diariamente, porque, além de não abrirmos mão de estar com nossa filha, também a consideramos criança. Nossos filhos têm o direito de viver a infância, não se tornando mini-adultos com agenda de compromissos diários.

Quando a Manuela foi diagnosticada com deleção 9p, ouvi de diferentes profissionais da área da saúde sobre a importância das terapias. Creio que as terapias ajudam e muito, no entanto a estimulação e a convivência em um ambiente familiar e cheio de amor também são fundamentais. Nesta direção, conversei com a geneticista e neuropediatra, e combinamos que nossa filha faria três atividades por semana. Em 2017, a Manu fez sessões com a fonoaudióloga, natação e música. Com dois anos e oito meses, começou a ensaiar a corrida e a fala de forma recorrente de algumas sílabas: papa, mama, auau, não, totó (abreviatura para o nome da babá), bum (tibum, natação, que ela ama).

Quanto a nossas escolhas, só o tempo dirá se foram ou não acertadas, mas o que tenho certeza é que ela está evoluindo e é, sim, uma criança feliz.

Palavras: entre a dor e a música

MANU, 02 ANOS E 09 MESES

"Ela ainda não caminha? Você deve estimular."; "Casa de ferreiro, espeto de pau"; "Ela ainda não fala, meninas falam cedo"; "Ela é imatura"... Antes do diagnóstico, eu respondia, acanhada, "ela é preguiçosinha", para tentar justificar o que, na verdade, era uma pergunta de mau gosto ou uma indagação feita sem reflexão. Respondia, mas me sentia machucada por dentro. O tempo passou, o diagnóstico chegou, para além dele, o que foi me dando força para estes e tantos outros episódios consistiu em eu ter encontrado em mim a conclusão para uma importante pergunta: "Por que eu quis ser mãe? ".

A resposta desta interrogação tem para mim um significado tão grande que é capaz de ultrapassar a dor e a transformar em amor. Eu quis ser mãe para conhecer o amor incondicional e me tornar uma pessoa melhor, e a Manuela me presenteia todos os dias neste processo. Existem palavras que nos destroem e outras que nos soam como música: "Vocês estão fazendo um ótimo trabalho!"; "Considero sua filha de forma integral"; "Como ela é esperta". Estamos, como pais, trabalhando pela Manuela e, se ela está evoluindo, sem dúvidas, contribuímos para isso. Nem sempre conseguimos dar conta financeiramente da terapia de ponta, mas fazemos o que podemos e, mais do que pagar profissionais, procuramos interagir com ela. Em alguns momentos também cansamos, e ligar a televisão em seu programa favorito é necessário. Saber que nossa filha pode ainda não falar, mas que é capaz de entender, cumprir ordens simples, montar um jogo de cubos, são formas de perceber o quanto ela é, sim, inteligente, e o quanto essa inteligência se expressa de formas múltiplas.

Longe de tentar afirmar que nós estamos seguindo o caminho certo, procuro compartilhar nossa caminhada, que tem, sim, pedras, porém a sentimos repleta de flores, algumas com espinhos. No entanto procuramos viver a beleza a cada dia e, com certeza, é ela, a Manuela, quem torna nossos dias mais belos.

Cada criança tem seu tempo?

MANU, 02 ANOS E 09 MESES

Cada criança tem seu tempo, eis aí uma frase que muito ouvi em meu processo de formação e sigo ouvindo na vida por parte de amigos, pais de outras crianças. Tal frase tornou-se recorrente, mas precisa ser analisada com cautela.

A partir dessa afirmação, aparentemente inofensiva, pode se instalar a falta de ação, o conformismo, afinal: "cada criança tem seu tempo!". Sim, podemos concordar com a afirmação, no entanto, é importante acompanharmos o desenvolvimento de nossos filhos. Alguns marcos, como segurar a cabeça, ficar de bruços, sentar, rolar, engatinhar, entre outros, acontecem em um médio intervalo de tempo. Em especial, nos bebês, as aprendizagens são inúmeras e constantes.

Não podemos generalizar e afirmar que não ter alcançado um marco no desenvolvimento possa ser algum sinal de alerta. Todavia, quando se percebe que o bebê demora muito para atingir algumas habilidades, torna-se importante conversar com profissionais de saúde, sobretudo o(a) pediatra que acompanha a criança.

Durante minha gravidez, sempre tive curiosidade e gostava de acompanhar o que acontecia a cada semana em sites na internet, como o brasil.babycenter.com. Depois que a Manu nasceu, segui acompanhando, mas me frustrei, porque percebia que ela não estava conseguindo acompanhar o indicado para sua idade. Sabia eu que: "cada criança tem seu tempo" e, por um período, parei de acompanhar, pois notei que aquilo não me fazia bem. Entretanto, continuei observando.

Tirei minhas pulgas de trás da orelha ao dividir com a pediatra, e hoje percebo o quanto isso foi importante e por isso optei por escrever. A informação precisa circular, as dúvidas devem ser verbalizadas e, quando necessário, a investigação, acompanhamento e estimulação mais específica devem acontecer.

Na semana passada, tivemos consulta com a pediatra que nos recebeu feliz, fez as perguntas de rotina e nos colocou: "Como a Manu está bem! Como é importante os pais aceitarem quando há indícios de síndrome/doença e providenciarem os exames, acompanhamento e estimulação. Isso faz toda a diferença!". Sabemos que nossa filha ainda apresenta atrasos, dificuldades, no entanto, não podemos fechar os olhos e deixar de contemplar seus progressos, muitos ainda acontecerão. Na aquisição da linguagem, a batalha é grande, mas seguimos com aquisições esporádicas.

Longe da ideia de querer teorizar ditando a verdade, de afirmar que o nosso é o modelo correto, meu desejo é passar algumas informações para contribuir com outras famílias e também com profissionais, para que estes também consigam se colocar no lugar das famílias.

Nosso papel, enquanto pais, não é fácil, ao mesmo tempo que precisamos acompanhar, não é interessante nos tornarmos escravos de períodos estanques. Não atingir um marco de desenvolvimento não deve ser desesperador, algumas crianças, por exemplo, não engatinham e isso não significa qualquer alteração. Contudo, ao somarem-se algumas situações de atrasos, ou ao notarem grandes dificuldades, acrescidas da afirmação: "cada criança tem seu tempo" (ou algo na mesma direção), procure ouvir um pouco mais, fazer perguntas e se encoraje a trocar ideias com profissionais. Porque a estimulação precoce faz, sim, toda a diferença!

Momentos em família:
segredos, medos e alegrias

MANU, 03 ANOS E 01 MÊS

Estamos longe de ser uma família perfeita. Como mãe e pai sentimos medos, discordamos, mas cada um — de seu modo — não mede esforços para que nossa filha vivencie uma infância feliz. Aqui serão compartilhados mais segredos e alegrias do que medos.

O nosso maior segredo, que para muitos é motivo de julgamento, virou rotina quando a Manuela completou sete meses. O sono dela era frágil, acordava a cada 40 minutos, tínhamos a noite em dois turnos, nos quais meu marido e eu nos revezávamos. No entanto o cansaço com o término da licença-maternidade ficava cada vez maior, e eu, que era contra — antes de conhecer a teoria do apego —, cedi, permitindo que ela dormisse na cama conosco.

Nossas noites passaram a ser bem mais tranquilas e "de aconchego", termo que uso quando a convido para dormir. Sabemos que um dia ela irá para o seu quarto, de vez em quando falamos com ela sobre isso, mas, a cada dia que passa, percebemos que tudo é gradativo.

Há alguns momentos que eu gostaria de eternizar, acho tão lindo a Manu e o pai no sofá, tomando uma água com gás, saboreada com tanta alegria, um banho demorado, no qual os dois fazem aquela folia, e até mesmo aquelas cócegas que extraem ecos de gargalhadas. Que lindo é uma criança ser criada com um pai presente e cheio de amor.

Meus momentos de mãe com a Manu são menos agitados do que os que ela tem com o pai. Sou eu quem canta, faz gestos e vê ela querer imitar, a maioria das histórias sou eu que conto por centenas de vezes e vejo o olhinho brilhar. Sou eu que a coloco para dormir e fico aconchegada para ela descansar. Acompanho de perto suas terapias e suas evoluções, compartilhando com o pai, cheia de orgulho de nossa filha linda.

Sei que no dia a dia os desafios são grandes, de vez em quando cansamos, em outros, desanimamos, mas nada substitui ver nossa filha se encantando com as coisas simples da vida, como o vento batendo no rosto e ela simplesmente sorrindo como resposta à sensação. Preferimos nos apegar aos bons momentos, quando a lágrima insiste em cair, buscamos neles a força para prosseguir. Assim, vamos vivendo, uma conquista de cada vez!

Das melhores escolhas: a escola

MANU, 03 ANOS E 03 MESES

O primeiro contato da Manu com a escola foi aos seis meses, mas optamos por tirá-la logo após, por constantemente adoecer devido a problemas respiratórios. Os médicos, e, sobretudo, a fonoaudióloga, sempre sublinharam a importância do efetivo ingresso no ambiente escolar. Entretanto, mesmo tendo consciência disso, decidimos aguardar um pouquinho mais, até ela estar mais crescida e com o sistema imunológico mais forte.

Combinamos com as profissionais que a acompanham que esperaríamos ela completar três anos para efetuar a matrícula. Antes disso, passamos por um processo de reflexões e escolha: uma escola de educação infantil ou uma escola que já contasse com o ensino fundamental? Escola especial não entrou em nossas ponderações por acreditarmos no potencial da inclusão. Antes de ter uma filha com necessidades específicas, sempre pensei em iniciar em uma escola de ensino fundamental, em especial, pelo fato da continuidade. Contudo, nossa realidade tornou-se outra e precisávamos levar em conta diversos fatores, em particular, o ambiente afetivo e acolhedor. Assim, ouvimos muitas opiniões relativas a escolas de Bento Gonçalves, cidade que não morávamos há muito tempo.

A primeira escolha foi feita: seria uma escola de educação infantil, mas, a partir disso, também outros problemas eram percebidos, tanto de infraestrutura, turno de funcionamento, número de crianças por turma, até preço. Elegemos três escolas para visitar.

A primeira tinha excelente espaço físico, entretanto ouvimos alguns comentários inconvenientes. Mesmo assim, o coração me levou a conhecer e a ouvir da diretora que nossa filha era bem-vinda e seria bem cuidada. A segunda parecia desorganizada, as salas não eram muito limpas, logo descartamos. A terceira era perto de casa, com cheirinho de novo, uma proposta pedagógica que pareceu interessante. A infraestrutura não agradou tanto, porém um detalhe nos preocupou mais do que isso: a possível professora de nossa filha. Ao sermos apresentados, ela demonstrou que não fazia questão de recebê-la após saber que ela tinha uma síndrome, dizendo que Manu provavelmente iria para outra turma.

Pensamos bastante. Os comentários anteriores sobre a primeira escola nos deixaram inseguros, mas, ao mesmo tempo, foi o lugar em que mais sentimos a afetividade ao realizarmos a visita. Optamos por confiar, fazer uma experiência atenta e, a partir de qualquer sinal de desconforto de nossa filha, reavaliar nossa escolha.

Antes mesmo de nossa filhota frequentar a escola, começamos a prepará-la, dizíamos que em breve ela iria para aula, que teria uma professora muito querida e muitos amigos. Nem tudo saiu conforme o planejado, nos organizamos para que ela ingressasse na primeira semana de setembro, no entanto ela ficou doente. Passamos a levá-la a partir da segunda semana e os primeiros dias foram bastante tranquilos. Entretanto tivemos que viajar e ficar uma semana fora, logo precisaríamos recomeçar.

No retorno, ela chorou um pouquinho ao entrar, mas logo começou a interagir e em pouco tempo estava ambientada. No segundo mês falava "cóia", "cóia", demoramos um pouquinho para entender, até que um belo dia, ao nos aproximarmos da escola, ela deu um saltinho alegre em sua cadeirinha exclamando: Cóia!

Sim, a linguagem vem sendo ampliada aos poucos, mas já é possível observar progressos. Antes de iniciar na escola, falava em torno de 20 pequenas palavras, agora já está vocalizando 40, isso em três meses. Pouco? Eu até imaginava que haveria a explosão de palavras, porém, no caso dela, as conquistas são espaçadas.

Falando em linguagem, mais um progresso: há mais ou menos um mês, ela repete sem cansar: "mama caiu, papa caiu, vovô caiu, titio caiu..." E assim toda família, de modo constante, cai. Para alguns pode parecer tão pequeno, mas para nós têm um significado enorme: é a primeira vez que Manu tenta comunicar algo juntando duas palavras, e isso é maravilhoso!

Ao buscarmos o parecer do primeiro trimestre de frequência da Manu, mais uma grata surpresa: além de ela estar conseguindo subir no escorregador, melhorando a coordenação motora, foi possível constatar que seus progressos são considerados, que ela é vista em sua unicidade. O parecer escrito em poucos parágrafos refletiu suas conquistas sem comparações, sem mencionar se ela deveria estar fazendo algo e não atingiu.

Faltava a cereja do bolo e nós nem esperávamos por ela, enquanto pais, estávamos tão contentes que não imaginávamos vivenciar um momento tão especial, simples e lindo. Estávamos, meu esposo e eu, sentados na plateia para apreciar a primeira apresentação de nossa filha na escola.

Falei ao meu marido que não podíamos criar muitas expectativas, que ela poderia chorar e nem mesmo querer apresentar, mas ela estava lá, vestida de hipopótama como os demais colegas. Sim, isso mesmo! Ela não foi flor, árvore, muito menos pedra. A sensibilidade das profissionais que organizaram a apresentação foi tão grande que elas orientaram uma das colegas da Manu, em uma atitude de companheirismo, a dar-lhe a mão durante a apresentação. Quão simbólico é isso?! Sem dúvidas, muito maior do que as palavras podem descrever. Ela não conseguiu pular como os demais colegas, mas isso não fez a menor diferença, ela estava ali, linda, sorrindo, sendo conduzida com amor. E como brilharam aqueles hipopótamos! A cereja do bolo foi grandiosa, um verdadeiro exemplo de inclusão! Só temos a agradecer por ouvirmos nossos corações e deixarmos nossa filha em ótimas mãos, na Officina da Criança!

Sempre correndo atrás

MANU, 03 ANOS E 01 MÊS

Outro dia estava conversando com uma amiga, mãe de um menino prematuro, sobre as dificuldades motoras da Manu, que, segundo a terapeuta ocupacional, influenciam no processo de desfralde. Comentei que a Manu não ficava agachada e não pulava, que eu havia comprado cordas e arcos para fazer umas atividades de estimulação em casa. E minha amiga disse uma frase que traduz muito o que nós, pais de crianças com atraso, afirmamos: "estamos sempre correndo atrás".

Sim, corremos atrás quando nossos filhos não engatinham e não caminham; procuramos profissionais; realizamos atividades em casa; de maneira lenta, observamos avanços e, quando menos esperamos, acontece o primeiro passo.

Corremos atrás quando nossos filhos ainda não falam; contamos histórias; inventamos jogos; repetimos várias vezes a mesma atividade; vamos para a frente do espelho; levamos para fonoaudióloga e começam as primeiras sílabas, devagarzinho surge um pequeno vocabulário; seguimos esperando e correndo atrás, porque as conquistas são lentas e muito gradativas. No caso da Manu, aos três anos, chegamos a vinte pequenas palavras (formadas por repetição de sílabas). Seguimos estimulando, alguns dias ficamos tristes, afinal fazemos tudo que podemos e a resposta, de vez em quando, parece não acontecer.

Quando bate o desânimo, olhamos para trás, visualizamos tudo que já corremos e as pequenas conquistas nos fazem ter a certeza que correr atrás, de forma mais lenta, tem, sim, suas belezas.

Correndo atrás, temos um bebê por mais tempo, sorrisos sinceros, olhares de amor que, mesmo sem dizer, nos mostram que precisa de nós, seus pais. Enquanto que, nos casos de crianças com desenvolvimento no dito tempo normal, os marcos do desenvolvimento acontecem praticamente de forma natural, no nosso caso depende de mais esforço, de mais investimento, de mais tempo. Contudo, correndo atrás não perdemos o fôlego, conseguimos parar no trajeto e perceber que, de fato, já corremos muito. Nessas paradas, nos damos conta que a pressa não tem utilidade, não estamos aqui de passagem, viemos dispostos a viver.

Pressa para quê, se temos a intensidade? Intensidade do amor, do colo, da dedicação, do tempo que demora a passar. Se na vida gostaríamos que alguns momentos voltassem, com nossos pequenos, vivemos com tanta intensidade que guardamos na memória e no coração o processo de cada conquista.

E que possamos sempre correr atrás, com intensidade, cansando de vez em quando, parando para tomar fôlego e entender que, na verdade, fomos presenteados, que nossos filhos nos mostram, a cada dia, o valor de viver sem pressa.

Uma das estrelas na Terra

MANU, 03 ANOS E 06 MESES

A Manu é linda, risonha, esperta. Ela está, aparentemente, dentro dos ditos "padrões normais". E tem uma síndrome rara. Para algumas pessoas, isso não parece fazer parte da mesma criança. Seria uma invenção de doença? Estamos acostumados a associar uma síndrome a alguma indicação visível na aparência, entretanto nem todas as pessoas com necessidades específicas possuem algo externo para identificá-las.

Agora tente se colocar no lugar dos pais que nunca imaginaram ter uma filha com algumas necessidades específicas e que, além de todas preocupações, precisam explicar que ela tem algumas limitações? O sorriso fácil da Manu não é deboche e o seu negar-se a fazer alguma atividade pode ser simplesmente por não conseguir responder ao pedido.

O filme *Como estrelas no céu: todas as crianças são especiais*1[1] foi indicado a mim por pais que passam por

---

1 Filme indiano, dirigido por Aamir Khan e Amole Gupte, lançado em dezembro de 2007, disponível na Netflix.

situações semelhantes às nossas. Quando a indicação foi recebida junto ao conselho: "assista com uma caixa de lenços". Em uma cena do filme, o menino é solicitado para ler um trecho de texto em voz alta, mas ele não consegue reconhecer as letras, ele as vê dançando. Ao invés de ler o que está escrito, o que a maioria das pessoas faz, ele lê o que enxerga. Os pais são chamados inúmeras vezes na escola para resolver as questões de desrespeito e falta de limites, até que o colocam em um colégio interno para tentar corrigi-lo. Com a chegada de um professor, que trabalhava em uma escola de educação especial e que tem dislexia, o menino passou a ser visto em sua especificidade.

Muitas vezes, a ficção se aproxima da realidade em espaços que a gente menos espera. Minha filha é esperta, mas tem dificuldade para falar e, em alguns momentos, se nega a fazer alguma atividade. Seria preguiça? Ou, assim como o menino do filme, ela simplesmente ainda não consegue fazer isso? É visível seu potencial, afinal ela demonstra compreender tudo, todavia não responde a tudo. Para resolver a situação, ela te dá um beijo. Seria algum tipo de manipulação? Ou seria uma forma de ela dizer: "isso não sei fazer, mas sei abraçar e beijar para te deixar feliz e mostrar que, mesmo eu não conseguindo te responder, gosto de você e quero muito que você também goste de mim".

Nessa perspectiva, passamos por uma experiência que nos tirou da zona de conforto. Estava tudo bem, a Manu era atendida há um ano por uma fonoaudióloga, estava acostumada com a terapeuta. Entretanto, no final de uma sessão, a profissional comentou com meu esposo que a Manu era preguiçosa e não se concentrava nas atividades. Antes de iniciar o atendimento na semana seguinte, eu conversei com a profissional de forma sútil, ponderando que, devido ao quadro da nossa filha, percebíamos que ela tinha dificuldades de concentração por muito tempo na mesma atividade. Ela me respondeu que estava tudo bem, que teria várias alternativas na manga. Contudo, quando fomos buscar nossa filha na sessão seguinte, a fonoaudióloga nos disse que nossa pequena era manipuladora, debochada, que tinha potencial, mas não respondia. Para completar, falou que não sabia se ela poderia continuar com os atendimentos. Sugeriu que esperássemos o tempo de três sessões para ver se ela sentiria falta e responderia melhor.

Levamos um choque, demoramos dias para absorver, digerir e separar o que poderia ser importante para nosso crescimento naquele episódio. Não julgamos o posicionamento da terapeuta, mas chegamos à conclusão que nossa filha não seguiria os atendimentos, substituiríamos a profissional. Precisamos de pessoas que, além de acreditar no potencial dela, a compreendam em sua unicidade.

Queremos que nossa filha se desenvolva, acreditamos em seu potencial e, ao nosso lado, contamos com diferentes profissionais que, muito além do domínio técnico na área, têm um requisito imprescindível: um olhar atento, afetivo. E, a partir dessa situação, acrescentamos que tenham experiência e conhecimento na área de educação especial. Acreditamos que, assim como ela veio para nos ensinar sobre o amor, este também é o principal ingrediente para estabelecer o vínculo e o aprendizado dela.

Quanto à sociedade em geral, sabemos que não mudaremos a opinião de ninguém, mas temos nossos sonhos. Onde moram nossas utopias, se encontra o desejo de que, cada vez, saibamos nos colocar mais no lugar do outro, que consigamos compreender, sem emitir julgamentos, e que estejamos abertos para conhecer o amor incondicional, porque é sobre ele que estas crianças-estrelas vivem e vêm nos ensinar.

E quando o não saber lidar bate na nossa porta?

MANU, 03 ANOS E 07 MESES

Passamos por um momento bastante desafiador, entre o final de 2018 e o início de 2019. Como mãe, estou sentindo dificuldade para separar o que é fase e, de certo modo, birra de criança, do que de fato tem alguma relação com a síndrome 9p. Em 2019, diferente do que eu me propunha a acreditar na importância dos vínculos, por diferentes motivos, tivemos que mudar todas as profissionais responsáveis pelas terapias da nossa filha. A retomada, porém, não está acontecendo de forma tão tranquila.

Nas sessões de psicomotricidade, ela não estava contribuindo, não queria realizar as atividades, se negava e demonstrava até agressividade. Como pedagoga, minha primeira atitude é o limite com respeito. Tentei conversar. Depois de falar e repetir, sem retorno, optei por retirar algo da Manu. Como ela estava bastante animada com as unhas pintadas, chegamos em casa, tirei o esmalte, explicando que só voltaria a pintar quando ela fizesse as atividades.

Paralelo à minha formação, sou mãe e, nessa condição, não consigo deixar de sofrer. Por vezes, indago-me em relação ao que significa a síndrome e como lidar. O que é birra, é fase de criança, e vai passar com a construção de limites? Além das resistências ao que aparentemente ela tem dificuldade, a alimentação não está sendo tranquila, ela está resistindo a ingerir a maioria dos alimentos, não come frutas, nem verduras e está aceitando apenas arroz, carne, feijão e algumas guloseimas. Fase? Será que ela escolheu algumas texturas alimentares? Ou será simples "noia" de mãe?

Como mães, precisamos nos permitir e entender que seguimos sendo humanas, inacabadas, com incertezas, aprendendo a caminhar caminhando. O fato de nos tornarmos mãe não nos concedeu um superpoder capaz de dar conta de todos os desafios no momento em que eles surgem. Mesmo que ocorram erros, sabemos que nossas ações são, sim, movidas pelo amor. Quando erramos, não precisamos nos esconder envergonhadas, ao contrário, é necessário buscarmos apoio, seja dos profissionais que trabalham com nossos filhos, sejam outros profissionais, como psicólogos, para nós: quem cuida também precisa ser cuidado. Ou, como no meu caso, tendo aquela amiga sensata que nos traz para a realidade, já que psicólogo seria um investimento a mais, além das terapias da Manu, ficaria além do nosso orçamento.

Neste momento em que escrevo, estou absorvendo situações que ainda não estão resolvidas. Escrever ajuda-me a compreender melhor, nem tudo tem resposta rápida, muitas situações precisam ser observadas por um tempo maior para adquirirmos mais elementos e, então, trocarmos ideias com os médicos ou outros profissionais envolvidos nos atendimentos dos nossos filhos. Mesmo que, em alguns dias, nos sintamos abatidos, buscamos forças e saímos dos momentos que nos tiram da zona de conforto com um aprendizado ainda maior. Estamos nadando em um mar pouco conhecido, em alguns momentos as ondas são maiores e um tanto assustadoras, em outros elas são mais calmas e amenizam nossos corações. Seguimos aprendendo a nos adaptar a cada fase que se apresenta, já que é nadando que se aprende a nadar.

A primeira escolha

MANU, 03 ANOS E 08 MESES

Em torno de dois meses atrás, ao abrir a mochila da Manu, visualizei uma saia e um *collant* de ballet. Fui ler a agenda, suspeitando ser um envio por engano. Tal foi minha surpresa ao ver um pequeno recado da professora, em que estava escrito que a roupa de ballet era uma doação e que haviam percebido que a Manu demonstrava muito interesse em fazer as aulas.

Minha surpresa foi ainda maior quando fui mostrar a roupa e ela veio ao meu encontro em disparada verbalizando "baiê". De pronto quis colocar a roupa, dirigiu-se até a porta como se dissesse: "vamos agora para a aula". Não queria tirar a roupa por nada, para levá-la ao banho precisamos estabelecer a combinação que, depois, ela colocaria a roupa. Naquele dia só consegui trocar a roupa da minha bailarina dormindo. Nesta sequência de fatos, meu marido e eu presenciamos a primeira escolha de nossa filha: ela queria fazer ballet.

Na mesma semana, começou a frequentar as aulas junto às colegas de escola. A escola foi mais uma vez brilhante, sensível, deu aquele empurrãozinho e ajudou a

Manu a expressar o que, em casa, ela ainda não conseguira. O fato de as meninas saírem juntas, arrumadas, é um grande estímulo, mas não posso deixar de destacar a atenção e delicadeza da professora. Mesmo que a escola acompanhe a atividade, recebemos fotografias e vídeos, o que me faz perceber o quão a professora do ballet é carinhosa com a Manu, pega-a no colo, conduzindo-a pelas mãos, coloca ela sentada próxima para facilitar a assimilação dos movimentos.

A Manu no ballet é uma alegria à parte. Ela não dança como as outras meninas, aparentemente não segue a coreografia, mas isso, de fato, não importa, nossa maior satisfação é ver sua expressão de felicidade. Para ela, as quintas-feiras se tornaram dias especiais, o tempo está passando e seu desejo em ir para o ballet só cresce, tanto que boa parte dos dias acorda dizendo "baiê", querendo confirmar se será seu dia preferido.

Nunca imaginei que minha filha pudesse se interessar pelo ballet, ouvi muita música clássica durante a gravidez, mas nunca fiz nem acompanhei apresentações. Depois que tivemos o diagnóstico da 9p, nossa preocupação sempre foram as terapias e, por sua motricidade se desenvolver de forma mais lenta, eu não tinha ideia que ela poderia se interessar. Que ensinamento inusitado tive com minha linda menina bailarina, que até eu tinha um resquício de preconceito! Ela me ensina tanto. E desta história cor-de-rosa, com coque e fita no cabelo, fica a lição que o mais é importante é deixar que nossos filhos façam suas próprias escolhas e sejam felizes.

Questão de tempo
MANU, 03 ANOS E 08 MESES

No início de 2019, com a troca de profissionais, encontramos dificuldades iniciais. O novo período de adaptação não foi fácil, a Manu estava resistente, agressiva (o que, em 2018, não acontecera). Eu, como mãe, passei por momentos tensos, não sabia se esse comportamento era relativo à síndrome ou se era apenas uma fase. Nas sessões que eu acompanhava, via negação, a tentativa de tapas, e, nas que não estava acompanhando, ouvia colocações semelhantes.

O tempo foi passando, a resistência e agressividade foram diminuindo. Decidi não entrar mais junto nas sessões (o que também ajudou, não sei se pelo fato de eu estar nervosa com a situação ou por ela fazer algumas coisas para chamar minha atenção). Aos poucos, tudo foi voltando ao seu lugar e começamos, inclusive, a observar progressos.

Em relação à motricidade ampla, no dia primeiro de maio de 2019, acompanhamos o primeiro pulinho de nossa filhota. Ela está subindo e descendo escadas segurando o corrimão e sendo segurada por uma de nossas mãos do outro lado. Com mais firmeza, está mais ágil e querendo escalar os móveis, o que não fazia até então.

Com a troca de fonoaudióloga, tivemos o diagnóstico de apraxia da fala — não era preguiça, como meu coração alertava —, dificuldade para o planejamento do processamento motor da fala. Refere-se a um distúrbio neurológico bastante complexo, contudo, com o manejo adequado e a estimulação voltada para sua necessidade, os progressos estão surgindo. Nem todas as palavras são claras, ainda não forma frases com mais de três palavras, mas perdemos a conta do número de palavrinhas que ela está conseguindo falar. Nem todas as palavras são pronunciadas corretamente, mas isso é apenas um detalhe diante do salto que eu já estava achando que não viveríamos.

O que fica de tudo isso? Primeiro: ouvir o nosso coração e avaliar se não é mesmo o momento de buscar ajuda de outro profissional. Segundo: não foi nossa vontade mudar todas as profissionais no mesmo momento, mas aconteceu. A criança precisa de um tempo para se adaptar, confiar na pessoa que está interagindo com ela e criar vínculos. Terceiro: como mães e pais também passaremos por inseguranças e temeremos não estar fazendo o certo, somos humanos, podemos errar, precisamos aceitar isso, nos perdoar, nos cobrar um pouco menos e deixar fluir.

A tarefa dos pais não é fácil, mas o que me motiva muito é ver minha filha feliz e saber que hoje sou uma pessoa melhor do que antes de tê-la em minha vida; e espero que, a cada dia, mesmo com os eventuais equívocos, eu consiga evoluir enquanto ser humano.

Da beleza dos pequenos detalhes
MANU, 03 ANOS E 09 MESES

Na reunião de pais para entrega de pareceres do primeiro trimestre de 2019, pedi para conversar apenas com a professora por ter curiosidade sobre aspectos do desenvolvimento, sobretudo, relativos à socialização. Também desejava pedir ajuda da escola na repetição das atividades direcionadas pela fonoaudióloga.

Conversei com a professora e diretora da escola, grifei minha surpresa e alegria em saber que a Manu estava interagindo bem com os colegas, participando das brincadeiras coletivas. Para nós, enquanto família, isso é, com certeza, uma bela notícia, porque, em outros espaços e com crianças que ela convive menos, ela opta por brincar sozinha.

Quanto às atividades para estimular a linguagem, fiz uma breve explicação sobre a apraxia da fala (dificuldade neurológica para o planejamento do processamento motor da fala) e a consequente importância da repetição de palavras. Destaquei que, em casa, as atividades eram repetidas quase todos os dias e que, se na escola a professora pudesse nos auxiliar, sem atrapalhar a rotina da aula, certamente os progressos seriam ainda maiores. A professora foi muito receptiva e colocou que ficaria muito feliz em contribuir com o desenvolvimento da nossa filhota, que eu poderia mandar a atividade todos os dias e que a encaixaria em seu planejamento.

Agora o que falam por si são os detalhes. No dia seguinte já encaminhei o material na agenda e na mesma semana a professora confeccionou um saquinho de TNT para colocar a atividade dentro. Isso não foi uma obrigação da docente, que já tem muitas atribuições, eu, como mãe, poderia ter confeccionado, mas a doce iniciativa foi dela. A cada segunda-feira, a fonoaudióloga, também com muito cuidado e carinho, nos disponibiliza uma nova atividade com os fonemas trabalhados (bingo, dominó, memória, trilha etc). Em uma das semanas, a atividade era uma folha com figuras e a denominação dos objetos. Tal foi minha alegria quando peguei o saquinho e vi que as figuras foram recortadas e coladas em peças de madeira. Sabe aquela delicadeza que toca, que demonstra que o apoio não é visto como obrigação, mas feito com todo amor? Isso deixa uma mãe tão feliz.

O simples, o pequeno, o detalhe, vão mostrando na prática sua diferença. Desde que optamos por trocar de profissional na área de fonoaudiologia e trabalhar em rede: profissional, família e escola, os resultados estão aparecendo a cada dia. O desejo de repetir palavras aumentou de maneira muito significativa, o número de palavras pronunciadas (mesmo que algumas com pequenas trocas) vem sendo ampliado. Hoje já não consigo mais contabilizar o número de palavras que ela está falando. Algumas crianças respondem um pouco mais rápido, outras de forma mais lenta, mas perceber os avanços é fundamental para reflexão em relação ao processo e quais as pistas que precisam ser observadas. Em nossa realidade, seguimos apostando no estímulo, interação pais e filha e no trabalho cooperado entre escola, família e profissionais. Os frutos já estão se apresentando e demonstram grande potencial.

Nossa rotina

MANU, 03 ANOS E 10 MESES

Nossos dias, em geral, seguem uma rotina: acordar, tomar café, trocar de roupa, assistir a um desenho (enquanto eu lavo a louça, arrumo a mochila e organizo, de forma rápida, a casa). Depois é o nosso momento, nossa hora de brincar juntas. E como é o nosso brincar?

Nossas brincadeiras não seguem uma ordem rígida. Normalmente pergunto para a Manu em que peça do apartamento ficaremos, ofereço opções para brincadeiras e ela faz escolhas, tem dias que ficamos mais com livros de história, massinha de modelar, pintura; em outros, os brinquedos ganham ênfase. Na medida do possível, procuro interagir, fazer perguntas. A resposta nem sempre vem, mas no brincar a imaginação ganha asas e também é preciso compreender os momentos de silêncio da criança como necessários para ela.

Um dos recursos que a Manu mesmo pede para que a gente brinque é com a pastinha das atividades construídas com todo o carinho e olhar da fonoaudióloga. Nela temos dominó, jogo de memória, bingo, trilhas, folhas com figuras para nomear, entre outras atividades. Imensa riqueza de estímulos que, de forma natural, sempre ganham espaço em nosso momento. Não sei dizer a razão: se foi o fato de que, em especial, aos domingos, brincamos em família com a tal pastinha, ou pelo fato de ela mesma perceber que a prática a ajuda a ampliar e qualificar o vocabulário, só sei que ela gosta muito.

Estarmos juntas é, para a Manu, motivo de imensa alegria. Muitas vezes, antes de começarmos a brincar, ela pede que a gente deite na cama, ela puxa minhas bochechas e movimenta as pernas com intensidade. Isso sempre acontece quando ela está feliz e eu fico feliz também.

Mas nossa vida não é um comercial de margarina, nem sempre conseguimos interagir com intensidade. Existem problemas, cansaço, situações a resolver. E o que fazemos nessas horas? O que eu julgava mais errado: apelamos para a televisão. Evito colocar em programas abertos, tento direcionar para desenhos mais educativos no *Youtube* como "Bob, o Trem" ou "Nossa vida com Alice", que, além de educativo, estimula a linguagem.

Aos poucos, fui me libertando de meus próprios preconceitos, tenho ciência que o tempo de acesso a recursos tecnológicos precisa ser pequeno, no entanto a Manu, desde muito pequena, demonstra interesse pela tecnologia, o que me fez pensar em aliar isso à estimulação da linguagem. Assim, encontrei alguns jogos para *tablet* que ela precisava montar o bichinho, depois de montado, era dito o nome e eu insistia para que ela repetisse. Não fez milagres, mas me fez perceber que a tecnologia pode ser nossa aliada e mais um recurso entre tantos outros, ainda mais na faixa etária em que ela está.

As bonecas são as menos utilizadas na nossa rotina. Tem os jogos — que eu, em particular, adoro —, também utilizamos sucatas, como litros de garrafa pet, para fazer caminhos, cordas para passar em cima, bambolês para se agachar e pular (dou as mãos para que ela consiga fazer isso). O cantar também pode ser brincadeira, as músicas infantis são riquíssimas e ensinam muito (por exemplo: partes do corpo/sequência "cabeça, ombro, joelho e pé"; "eu conheço um jacaré"). Tem tanta musiquinha que, de forma lúdica, contribui para o desenvolvimento de nossas crianças.

À tarde, a Manu vai para escola e voltamos a nos encontrar só perto do horário de dormir, devido a meu trabalho. Quem a busca na escola, dá banho e o jantar é o papai. Moramos apenas nós três na cidade, então não temos aquela ajudinha básica das vovós ou dindas. De vez em quando é cansativo, especialmente quando ela adoece, mas tudo passa e estamos tendo o prazer de acompanhar o crescimento e desenvolvimento de uma criança feliz e isso compensa qualquer cansaço.

O Mercado e as deficiências

MANU, 03 ANOS E 10 MESES

Vivemos em um mundo, de certa forma, cruel; e, infelizmente, a fragilidade dos pais ao lidarem com um diagnóstico ou buscarem a cura para a deficiência dos filhos, abre a porta para os espertinhos de plantão. Seja por meio de remédios milagrosos, seja pela oferta de terapias que, para aquele momento, não são as mais adequadas.

Ainda não tínhamos o diagnóstico, minha filha tinha menos de dois anos, creio que seu vocabulário era de cerca de três sílabas. Uma profissional que a atendia, muito competente na sua área, dizia que ela tinha o brincar desorganizado e que seria importante ser atendida por uma psicóloga. Naquele momento, não rebati a indicação. Para falar a verdade, nem tinha forças para isso. No entanto, por minha área de atuação ser a Pedagogia, eu conhecia o desenvolvimento infantil e, para mim, o brincar dela estava de acordo com a idade.

Conversei com uma amiga, professora de berçário há muitos anos, e ela reforçou o meu entendimento. Também conversei com uma amiga psicóloga que teve o mesmo parecer que eu. Não era hora para iniciar terapia com psicóloga e, então, não iniciamos. Naquele momento, quem precisava de suporte éramos nós, os pais, os adultos, para aprender a lidar com as situações e com nossas próprias questões. Respeito muito o trabalho dos psicólogos e creio que ainda ofereceremos este suporte para ela. Talvez na transição para o ensino fundamental possa ser uma alternativa interessante, mas naquele momento não era. Tenho a consciência tranquila, e o desenvolvimento atual dela reforça minha tese. Não pedi opinião para médicos, porque estávamos em uma fase de transição e se tratava de um assunto que eu conhecia, mas, na dúvida, é sempre importante trocarmos ideias com outros profissionais.

Quando peguei o resultado da ressonância da Manu, logo fui para frente do computador tentar interpretá-lo. Aquele erro básico do qual temos ciência, mas cometemos. A agonia aumentou depois que mandei o exame para o e-mail da médica e ela respondeu que precisaria falar conosco pessoalmente. E um detalhe: depois que retornasse de férias. O que faz uma mãe com o coração na mão num momento destes? Pois é, eu voltei para a internet, em um site me propuseram uma consulta *on-line*. Pensei, repensei, e ainda bem que minha razão foi maior do que minha fragilidade, e não aceitei.

Hoje existem propagandas de remédios que prometem curar, terapias que descobrem o seu telefone para fazer a oferta. A publicidade é grande, nossa esperança também, e aí o Mercado se aproveita. O que nós, pais, fazemos neste cenário? A princípio tem algo que me doeu muito ouvir, mas que é um fato a ser considerado; perguntei à geneticista (uma profissional renomada, presidente do Conselho de Genética no Brasil), logo que tivemos ciência do diagnóstico: existe cura para a síndrome da minha filha? Em poucas palavras, ela me respondeu que não, que falhas genéticas ainda não têm cura, o que resta é desconfiar a partir de qualquer oferta que prometa tal milagre.

Deixar de pesquisar e buscar alternativas para contribuir no desenvolvimento dos nossos filhos? Creio que este não seja o caminho. Eu sigo buscando. Faço parte de alguns grupos no *Facebook*, um deles sobre apraxia da fala. Neste grupo, por exemplo, foi comentado que propriedades do ômega 3 contribuem para o desenvolvimento da linguagem. Depois de ler bastante sobre, optei por conversar com a pediatra da minha filha, que concordou, e passamos a inserir na alimentação dela, após as refeições, cápsulas de ômega 3 mastigáveis com sabor *tutti-frutti*, duas vezes ao dia.

Quanto às terapias, no início do ano, tivemos consulta com a neuropediatra e a geneticista. Ponderamos sobre as conquistas da Manu e os principais pontos a desenvolver. A partir disso, avaliamos as terapias que precisam ser mantidas, as que precisam ser substituídas para que outras sejam inseridas, mantendo nossa combinação inicial de terapias em três dias da semana, para que tenhamos tempo de interagir com ela e para que ela consiga ser criança, brincar e ter seu próprio tempo.

Não estou aqui para convencer que nossa forma de lidar com as situações seja a correta, a melhor forma. Ao contrário, nos propomos a compartilhar e, como também temos feridas, sabemos que elas nos tornam frágeis, por isso optamos por dividir. A oferta é grande, mas, como lembra o velho ditado popular, "nem tudo que reluz é ouro". O educador Paulo Freire nos permite observar que "Ninguém sabe tudo, ninguém ignora tudo", estamos aqui para aprender juntos, sem dúvidas, a minha área de formação dá-me suporte para algumas decisões.

Nem todos os pais têm formação semelhante. Têm outros saberes, atuam em outros espaços, mas nem por isso ficam despreocupados, ao contrário, fazem de tudo pelo melhor de seus filhos. Entretanto, como nem tudo está ao nosso alcance, sempre que a dúvida surgir, é importante conversarmos com os profissionais: médicos quando referir-se à saúde em geral; professores, quando o assunto estiver relacionado ao desenvolvimento e aprendizagem; fonoaudiólogos, quando a questão for linguagem. Médicos, professores, fonoaudiólogos. Tudo no plural? Sim, em muitas situações é interessante conversar com mais de um profissional para tentar encontrar o melhor caminho possível, afinal, estamos pensando no nosso amor maior: nossos filhos.

Punição x romantização da deficiência

MANU, 03 ANOS E 10 MESES

Em nossa sociedade, parece que certos assuntos se transformam em tabus. Alguns acreditam que ter um filho com alguma deficiência seria uma punição, por outro lado, também ocorre a santificação: a família foi abençoada. Sem entrar no mérito da fé de cada um, normalmente os pais se sentem na condição de não ter espaço para dividir suas angústias.

Longe de um muro de lamentações, o dia a dia dos pais, em especial da mãe (ou de quem assume o acompanhamento mais próximo), não é fácil. Para tentar se aproximar, tente imaginar que você precise levar seu filho três vezes por semana ao médico; em alguns casos, as consultas precisam ser diárias. Acontece também de consultas atrasarem ou de precisarmos chegar antes devido à logística de transporte. As crianças, por sua vez, como qualquer criança, deficientes ou não, cansam, nem sempre querem estar ali, gostariam de estar em casa, na natação, ballet, futebol.

Como a rotina de levar até as terapias consome tempo, no Brasil, a legislação ampara a redução de carga horária para a mãe (ou pai), servidor público, que acompanha os tratamentos de filhos com deficiência e autismo. Sou servidora federal e tenho a jornada reduzida para 6 horas diárias, no entanto, nas empresas privadas, nem sempre isso ocorre.

Depois de cada atendimento, quem acompanha a criança recebe o necessário retorno em relação às atividades do dia. Algumas vezes ficamos muito felizes em ouvir que nossos filhos tentaram fazer as atividades. Mas nem sempre o retorno é positivo. Como responsáveis, precisamos processar e conversar com nossos filhos. Eu sempre procuro destacar a importância das terapias e a confiança que tenho nos terapeutas. De forma geral, coincidência ou não, a sessão posterior, em geral, é mais tranquila.

Outro aspecto sobre as terapias que não podemos deixar de tocar é em relação ao custo: são caras, a fila do sistema público de saúde é imensa e nem todas estão disponíveis. Via de regra, os planos de saúde não cobrem, os reembolsos são dificultados, as famílias arcam com os custos ou buscam cobertura das terapias judicialmente.

Nós realizamos os pagamentos integrais das terapias até então. Contudo a manutenção das terapias não é fácil economicamente. As dificuldades da vida também nos apresentam pessoas que estendem a mão. No nosso caso, uma mãe de gêmeos autistas, advogada, nos ofereceu ajuda e estamos com o processo judicial em andamento, solicitando que nosso plano de saúde faça também a cobertura das terapias. Não há garantias, mas é uma tentativa, pois sabemos que serão utilizadas a longo prazo.

Sermos vistos como heróis ou coitados não é o reconhecimento social de que precisamos. Somos pais, o que carecemos é tão pequeno e, ao mesmo tempo, grandioso:

respeito e compreensão. Nossa condição de pais atípicos nos traz responsabilidades e afazeres diferentes. Para além de opções de atividades extras, as terapias se tornam, de certa forma, condições para o desenvolvimento de nossos filhos. Antes do julgamento por parte de quem não passa por situações semelhantes, cabe a reflexão: e se fosse meu filho?

Santos ou pecadores? Apenas pais que aprendem, amam demais e não trocariam sua filha *cromofofa* — forma carinhosa de denominar distúrbio cromossômico — por nada.

Sobre acreditar na criança

MANU, 03 ANOS E 11 MESES

Existiu um período em que a sociedade, de forma geral, representava o ser humano com deficiência como incapaz. Algumas culturas escondiam, outras transformavam em bobo da corte e tinha até as que simplesmente eliminavam. Os tempos passaram, as concepções mudaram, mas ainda existem resquícios em relação a taxar o deficiente como incapaz. Nós mesmos, como pais, precisamos nos policiar para não cair nas armadilhas da História.

Lembro que, logo que peguei o diagnóstico, tive muito medo do que minha filha não conseguiria fazer. Na consulta com a geneticista, eu queria saber se ela poderia ter uma vida "normal", casar, ter filhos. A geneticista respondeu-me que isso só o tempo diria, que nem mesmo os filhos que não têm nenhuma alteração genética podem não ter uma vida que consideramos normal, que existem sempre riscos de drogadição, acidentes. Concordei com ela, mas meu coração seguia angustiado.

Antes do nascimento da Manu, eu pouco conhecia o mundo das deficiências. Até tive contato e convivi com algumas pessoas com deficiência, na infância, na faculdade, no Mestrado, mas que, devido ao período/ desconhecimento e tantas outras questões, não frequentara, terapias e se desenvolveram com auxílio das famílias, a seus modos. As pessoas que conheci estavam na mesma situação que eu, vendo alguns progressos, mas sem saber como seria a longo prazo.

Senti, então, a necessidade de voltar a estudar, mas meu tempo era escasso, em meio à rotina, não conseguiria conciliar. Foi somente próximo aos três anos e meio da minha filha que usufruí de uma licença por três meses para qualificação. Optei por fazer dois cursos relativos ao Atendimento Educacional Especializado, ambos por meio da Educação a Distância, um em uma instituição privada e outro em uma instituição pública.

Para mim, esta parada fez toda a diferença, pois além de servir para recarregar forças, também abriu horizontes. Consegui ver exemplos concretos, a partir de depoimentos em um documentário de pessoas que não só levavam uma vida praticamente "normal", mas que lutaram por equidade no período da constituinte, processo que construiu a Constituição brasileira de 1988.

A partir da vivência, passei a acreditar ainda mais no desenvolvimento da nossa filha, e, analisando, isso faz toda a diferença. Se uma planta precisa ser cuidada e regada com amor, calcule o quanto uma criança precisa de suporte e confiança para se desenvolver.

Sempre acreditei no potencial da Manu e primei por sua felicidade, em hipótese nenhuma sentiria-me bem ao forçá-la a fazer uma atividade que ela não quisesse. Já tivemos alguns episódios em que ela demonstrou resistência para realizar alguma atividade, mas alguns estiveram ligados à troca de profissionais, sono, troca de espaço. Converso com ela, explico que é importante para ela conseguir correr, pular, cantar, e, na outra semana, a ida na respectiva terapia normalmente é mais tranquila.

Já estamos colhendo frutos: o vocabulário aumentando, ainda com pouca construção de frases, mas algumas palavras já estão se aproximando de outras e a intenção comunicativa é cada vez mais clara (mesmo que apresente dificuldades em certas pronúncias). Em relação à coordenação motora ampla, ela está correndo, dando pequenos saltos e nossa última surpresa foi ela conseguir sustentar o corpo a partir dos braços em argolas na pracinha. Vivendo tudo isso e, acima de tudo, observando ela sempre feliz, não tem como não acreditar que ela é capaz de alcançar todos os objetivos que desejar.

Outro dia estávamos os três deitados no sofá e uma das coisas que fazemos juntos é cantar. Quando o pai iria começar, ela disse "papai não, mamãe". Talvez porque a voz do pai não é tão melódica (risos), ela prefere que eu cante. Cantei e disse "logo, logo, a Manu vai conseguir cantar também", ela respondeu: "A Manu não". Aquela negativa não soou bem para mim, o pai dela e eu grifamos que sim, que ela seria capaz de cantar, e a conversa terminou com ela feliz também, acreditando nesta possibilidade.

Com os sinais de desenvolvimento apresentados por ela, também precisamos estar atentos ao entorno. É fundamental termos o cuidado para que de nenhuma forma, em nenhum dos espaços que a criança frequente, receba rótulos negativos atrelados à incapacidade ou preguiça.

Quando a experiência do dia não foi positiva, é interessante não reforçar isso, já quando ela contribui e consegue realizar o proposto, o reforço verbal acontece: "viu só como você consegue?! Você se sentiu bem conseguindo fazer a atividade X?" e deixar ela ir tentando se expressar é uma forma de estimular sua própria confiança pessoal.

Nós, como pais, temos um papel importante, os profissionais também, mas somos nós que convivemos a maior parte do tempo com a criança, elas nos admiram e nos têm como exemplo. Acreditar e demonstrar isso a partir das palavras e ações é fundamental, um passo importante. O resultado positivo não é a curto prazo, mas ele é possível. Para tanto, precisamos acreditar primeiro.

A informação precisa circular

MANU, 03 ANOS E 11 MESES

Parece um tanto contraditório falar em circular a informação em um momento em que contamos com diversas tecnologias com essa finalidade, mas que informação chega até nós? O que nos leva a buscar diferentes conteúdos?

Lembro que, durante a faculdade, tive um componente curricular voltado à educação inclusiva, o qual, conforme minhas memórias, era mais focado na história da Educação Especial. A partir dos anos 2000, se intensificou a abordagem relativa à inclusão, mas, de início, na prática, mais se efetivava como inserção. Na época, eu era contrária à abordagem, pois, como professora, não me sentia preparada para trabalhar com crianças com deficiência. Suporte, rede de apoio, estes assuntos eram pouco mencionados.

Os assuntos Educação Especial e Inclusão não eram do meu interesse, não tinha alunos com deficiência e ainda via esta política como forma de retirar o investimento e estrutura das escolas especiais. Naquele contexto, tornei-me um tanto indiferente. Tive colegas surdos, mas não dominava Libras, não me aproximava. Lembro que até fiz um curso intensivo, mas não me sentia segura para me aproximar deles e manter alguma relação de amizade.

O tempo foi passando, até que me tornei mãe. Minha filha não tinha fenótipo que desse pistas de alguma deficiência. Até ela completar um ano, eu percebia que haviam sinais diferentes, mas suspeitava que seriam meros atrasos. A investigação começou e, logo após a ressonância, indicou duas hipóteses: uma síndrome rara ou uma doença degenerativa.

Meu mundo caiu. O que seria nossa vida a partir disso? Tive vários medos, mas, ao mesmo tempo, observava que ela respondia bem às estimulações. Quando veio o diagnóstico, mais um choque, e também um alívio: não era uma doença degenerativa, mas uma síndrome rara que lhe acompanharia durante a vida.

Se fui em algum momento indiferente, mudei a postura. Minha primeira reação nas clínicas foi conversar com os pais de outras crianças que apresentavam situações de síndromes e autismo. Aos poucos, fui sentindo as dores e alegrias deles, e esse também passou a ser meu mundo. A inclusão, que antes não achava interessante, mostrou-se, na prática, muito valiosa. Vi exemplos vivos de pessoas com síndromes incluídas em escolas regulares e outras apenas em Educação Especial e a diferença era saliente. Os incluídos, sob minha percepção, apresentavam maior desenvolvimento global. Seria apenas uma coincidência? Ao que indica a teoria, não, de fato, a convivência de crianças atípicas com crianças típicas estimula o desenvolvimento das crianças atípicas e favorece valores de respeito a diferenças em crianças típicas.

Desde o processo de diagnóstico, decidi criar um *blog* para compartilhar um pouco de nossa caminhada, tentando auxiliar pais que estavam em situações semelhantes. Depois, fui percebendo que precisaria estudar para além da síndrome da minha filha, buscando saber mais acerca de Educação Especial e Inclusão. Ao conhecer teórica e praticamente mais sobre inclusão, minha responsabilidade pessoal de circular a informação tornou-se maior.

Por que circular a informação? Lógico que as pessoas, no geral, não precisam ser militantes ou sensíveis à causa. Cada indivíduo faz suas próprias escolhas em relação aos assuntos que pretendem se inteirar. Entretanto, quando recordo minhas próprias vivências anteriores, sei que existem pessoas que se tornam indiferentes, não por desprezo, mas por não saberem como se portar ou como interagir. E estas pessoas, ao conhecerem um pouco mais, podem mudar sua postura, e é nesse espaço que vale disseminar.

A vida foi me ensinando que existe muito mais do que nossa própria rotina, que o mundo é muito maior do que as nossas experiências pessoais e que, como seres humanos, não podemos negar ou tornar a diferença invisível. Minha filha e as clínicas que frequentei mostraram-me que as pessoas com deficiência precisam ser olhadas, respeitadas e abraçadas.

Deficiência não contagia pelo contato físico, como um vírus. Sim, existem mitos, medos, que precisam ser superados. Pessoas com deficiência são gente como a gente: amam, choram, sentem alegrias, dores, têm habilidades, dificuldades e vivenciam superações. Elas têm tanto a nos ensinar a ser mais gente. É por isso também que aposto na circulação de informações, sensibilização, acreditando que um dia a nossa sociedade possa ser mais humana.

A inocência da infância e o bem que ela traz

MANU, 04 ANOS

Uma das minhas inseguranças, depois do diagnóstico da Manu, girava em torno dos sentimentos, em especial a dúvida sobre a vivência do amor na sua juventude e vida adulta. Por mais que eu apostasse no seu pleno desenvolvimento, tinha meus medos em relação a sua futura vida afetiva.

Lógico que ninguém tem garantias que viverá uma história de amor, mas, por ser um sentimento tão lindo, sempre sonhei que minha filha vivesse esta experiência.

Não sou daquelas a favor da precocização, sob meu parecer, criança não namora, tem amigos. Ocorre que o carinho é um sentimento que existe e a afinidade acontece desde cedo. Nossa filhota já vem demonstrando ter uma amizade mais próxima a alguns coleguinhas, dentre os quais um menino que foi seu par em uma apresentação da festa junina da escola, é fulaninho para cá, fulaninho para lá.

No dia da apresentação, as crianças dançavam com seus pares quando, de repente, minha filhota foi surpreendida com um carinhoso beijo na bochecha. Como a infância é linda!

Aquele beijo cheio de pureza, carinho, doçura, sem intenções de adultização, fez-me tão bem. De forma singela, acalentou-me e me fez pensar que o amor é um sentimento tão bonito, capaz de superar qualquer preconceito (o que na infância ainda não existe) e quando é para acontecer, ele simplesmente acontece.

O futuro é, sim, imprevisível, mas sentir o carinho, a ternura nesta fase, para além da família, é fundamental na constituição dos sujeitos, tanto que o outro extremo, o *bullying*, deixa marcas que acompanham as pessoas depois de adultas e ocasionam muito sofrimento.

Incentivar as crianças a terem relacionamentos positivos, de respeito, de empatia, de cooperação, de cuidado com o outro, é um desafio neste mundo egoísta e competitivo. Mas prefiro acreditar que os valores que cultivamos em cada família podem fazer a diferença em larga escala. Não é por ter uma deficiência que, como pais, precisamos aceitar atitudes desrespeitosas por parte de nossos filhos. Eles fazem testes desde muito pequenos, não precisamos usar da violência para punir, mas da autoridade para dizer "isso não se faz".

A famosa e verdadeira frase "educação vem de casa" é uma forma de nos mostrar a nossa grande responsabilidade enquanto pais. Aprendemos em todos espaços que convivemos, todavia os principais valores são edificados no seio familiar. Não existe criação perfeita, imune ao erro, entretanto a nossa consciência em fazer o melhor faz a diferença na criação de nossos filhos. E sobre o amor e a sua vivência, além de ensinar nossos filhos, também precisamos aprender com eles. Sim, eles são mestres em pureza, em inocência, em sentimentos verdadeiros. Eles são a essência do amor.

Sim, tudo vai ficar bem...

MANU, 04 ANOS

Sabe quando tudo está seguindo bem, progressos surgindo, estabilidade? Ou, como se diz popularmente, tudo parecia engrenar? E aí se recebe um resultado de exame com uma situação que não se esperava?

No final do mês de julho de 2019, Manu fez uma nova ressonância de crânio. Mesmo com o uso de contraste, o exame, de forma geral, foi muito mais tranquilo do que o primeiro, saímos confiantes esperando que no resultado pudéssemos verificar se ela possuía "desmielinização" ou "atraso de mielinização".

Não foi o que verificamos. Contarei toda a história em outro capítulo, mas, a partir daquele resultado, alguns planejamentos tiveram que mudar de rumo, o primeiro deles foi alterar a proposta do ensaio fotográfico em família que havíamos planejado para o aniversário dela.

No dia 15 de agosto, quinta-feira, faríamos a festinha de aniversário dela na escola com o tema bailarina e, por coincidência, era dia de ballet. Cheguei à conclusão que o melhor registro para aquele momento seria o acompanhamento fotográfico da aula e da festinha. Falei com a fotógrafa, com a diretora da escola e com a professora do ballet. A sincronia aconteceu e o plano inicial foi, por completo, alterado. O registro seria do que, para ela, tinha significado: a aula de ballet.

O dia 15 de agosto chegou. Fomos para a escola aguardar a fotógrafa que acompanharia desde o vestir da nossa menina. Eu tinha certeza que havia pego tudo, mas, angustiada, ao abrir a sacola, notei que faltava o principal: *collant* e saia. Resolvemos ir para o local da aula de ballet e perguntar à professora se teria uma roupa para emprestar para Manu, ela nos emprestou e vestimos a nossa radiante bailarina. A aula foi linda, ela estava muito feliz e eu emocionada. Quando a dor bate no peito, cada detalhe ganha um formato ainda maior.

Depois da aula, fomos para a escola, era chegada a hora da festinha, que na nossa cabeça seria simples, mas celebrada de forma verdadeira. Eis que, no meio da festa, começa a tocar uma música e entra na sala a professora de ballet, com uma roupa tão linda que parecia uma princesa do mundo da dança, e tira nossa filha para dançar. O pai e eu começamos a chorar, foi uma das maiores emoções que tivemos na vida. A diretora e as professoras foram tão humanas e amorosas que se preocuparam em marcar para sempre aquele momento. Tem coisas na vida que não são pagas pelo dinheiro, e o toque humano, sem dúvidas, é uma delas.

Neste processo de aprendizado, temos alegrias, mas também momentos de sofrimento intenso. Como gente que somos, preferimos não esconder nossas dores. Ao contrário, da vez que doeu de forma ainda maior, resolvemos compartilhar nossos receios, pedimos alguns abraços e orações, mas recebemos muito mais do que pedimos e isso nos faz acreditar com ainda mais intensidade que dará tudo certo.

Na tempestade e depois dela

MANU, 04 ANOS

Quando olhei a segunda ressonância da Manu, minha primeira reação foi de alegria, a questão da mielinização havia sido ultrapassada. Visualizei a existência de um cisto, mas, no primeiro momento, aquilo não me preocupou, não sei se foi uma defesa ou se realmente não havia parado para analisar.

No segundo dia, pesquisei, pois costumo fazer buscas na internet para tentar compreender, mas não encontrei nada igual. Então comecei a me preocupar, tratava-se de um nódulo no cérebro, não seria em outra parte do corpo, era no local mais complexo do corpo humano. Naquela noite não dormi, e pouco nas dez noites seguintes.

Nas noites de insônia, pensei muito e meu olhar, por mais que estivesse cansado, estava ainda mais sensível, muitas fatos ocorreram naqueles dias. Minha primeira alteração foi no ensaio fotográfico que iríamos fazer em família para comemorar seus quatro anos. Ele foi substituído por fotos no ballet e na festinha de aniversário realizada na escola, o que, para ela, têm um enorme significado.

Eu terminara de ler *Ensaio sobre a cegueira*, de José Saramago. Resolvi entrar em uma igreja para tentar ficar mais perto de Deus e pedir para que tudo não exigisse mais do que acompanhamento. Ao entrar na igreja, fiquei incomodada, eu buscava silêncio e as pessoas rezavam o terço em voz alta, pareciam máquinas, não era o local que eu estava precisando no momento para me acalmar e saí em seguida.

Optei por marcar uma consulta com um neurocirurgião da cidade que resido para pedir uma opinião, já que a consulta com o médico dela demoraria um tanto. Saí do consultório mais preocupada do que entrei, pois ele comentou que, no exame anterior, não havia sido diagnosticado como cisto, mas esse nódulo já existia. No exame anterior estava com 1,1cm, agora com 1,8cm e era próximo a uma veia. Para ele, o mais prudente seria a cirurgia, um procedimento simples para retirada, não operando poderíamos ter problemas maiores.

Saí do consultório trêmula e chorando. Na sala de espera estava a mãe de uma colega de minha filha, nunca tínhamos conversado mais de perto, mas ali, em pouco tempo, nos aproximamos e recebi o primeiro abraço. Dirigi-me até o trabalho, em seguida precisaria viajar para dar uma palestra. Percebia-me sem condições para falar, até comentei com uma colega: "bem hoje preciso ir até o *campus* X fazer uma palestra, tinha que ser hoje?".

Ao longo da viagem, um pouco chorava, outro pouco conversava com o motorista que me contou que o filho dele teve meningite duas vezes, uma vez recém-nascido e outra com três anos de idade e que havia saído da situação sem nenhuma sequela. Disse isso dando-me forças.

Cheguei ao *campus* e o que vi primeiro foi um cão vestido com uma pata machucada, não tive como não lembrar do cão que secava as lágrimas no *Ensaio sobre a cegueira*. Consegui fazer a palestra com fluência, mas saí daquele momento sentindo que algo de diferente acontecera. Eu, toda adepta à ciência, vivi uma experiência espiritual. Foi, sim, uma força superior que me ajudou a falar e enfrentar um auditório naquele dia.

Chegou o aniversário da minha filhota na escola, conversando com a diretora, que nos deu muita força, disse que eu sempre procurava aprender com as situações difíceis. Então comentei: "O que será que eu fiz para tanta coisa acontecer com a gente? Ainda mais agora que tudo parecia ir bem". Ela me respondeu que o aprendizado não seria somente dos pais, mas de todos que convivem com a Manu.

Aquela frase rendeu muita reflexão, fiquei pensando em nossa família e optei por conversar com avós e padrinhos pedindo para que analisassem qual seria o ensinamento que aquela situação estava querendo nos mostrar. Depois que falei com os padrinhos, a Manu, que estava na sala brincando, simplesmente veio correndo até a cozinha, deu-me um abraço e me disse "bigada, mamãe".

No outro dia, eu vi que a professora anterior dela havia postado no *Facebook* que seria mãe de uma menina. Compartilhei com minha filhota e perguntei inocentemente: "sabe qual será o nome da filha da prof.?" e ela respondeu "Manu". Sim, a menina irá se chamar Manuella.

Coincidências? Sim, podem ser, mas o que elas parecem estar mostrando é que existe, sim, algo superior, espiritual para além de crenças em religiões específicas. Talvez, indicando que minha Manu, assim como outras crianças com síndromes podem, sim, serem seres de luz com uma linda missão de ensinamento coletivo.

Passada a tempestade inicial, conseguimos antecipar a consulta com o neuropediatra dela que, enfim, acalmou meu coração. Segundo ele, não podíamos comparar o primeiro exame com o atual, pois o primeiro foi feito em uma máquina antiga e o segundo foi realizado na máquina mais moderna do Rio Grande do Sul. Perguntei sobre a localização da veia e ele comentou que não seria tão próximo assim, mas que encaminharia para um neurocirurgião pediátrico, a fim de analisar a necessidade de cirurgia ou somente acompanhamento.

Meu coração se acalmou, porém tudo o que aconteceu naquele período não foi esquecido. Reforcei ainda mais meu papel de escrever sobre, compartilhar, sem objetivo de convencer ninguém, apenas para aguçar a reflexão. Não sabemos ainda o desfecho da história, mas ficaram várias lições, dentre elas a de que a dor ensina muito. Como diria Rubem Alves, é através dela que as ostras produzem as pérolas e a nossa maior e mais linda é, sem dúvidas, a Manuela. Quando contei esta história para ela, ela me disse que eu era a pérola, por isso também escrever/compartilhar para mim é missão.

Falar ou calar?

MANU, 04 ANOS

Cada pessoa tem um jeito para lidar com os momentos difíceis. Algumas preferem guardar para si, pois compartilhar as faz reviver as situações, ocasionando ainda mais tristeza. Outras, como eu, preferem falar para colocar um pouquinho da dor para fora.

Optar por falar já me trouxe alguns desconfortos, mas também solidariedade, abraços, companheirismo. Nesta última situação de dor que vivi, relativa ao nódulo no crânio da Manu, optei por compartilhar com algumas pessoas, dentre elas uma colega de trabalho. Mais do que o abraço, ela foi capaz de pedir, sem eu saber, para que os nossos chefes alterassem o turno de uma reunião e, assim, eu pudesse participar da festa de aniversário da Manu na escola.

Este gesto, aparentemente simples, me fez um grande bem! Foi nessa tarde que vivi uma das maiores emoções da minha vida e ela ajudou com que isso acontecesse.

Esta situação permitiu-me sentir o quanto sou privilegiada por trabalhar em um local que, por mais que tenha problemas, é humano e acolhedor. Nem todas as pessoas têm este privilégio. Os valores da empatia, companheirismo e solidariedade carecem de ser propagados.

De vez em quando, tememos compartilhar para fugirmos de julgamentos ou porque não desejamos ser vistos como dignos de pena. Somos pessoas comuns, com um papel que nem sempre é fácil. Sou mãe de uma criança com "deficiência" em uma sociedade cheia de preconceitos e com acesso à saúde caro e difícil. Sempre digo que não é a criança a deficiente. Voltando a mencionar sobre como nossa missão é linda e difícil ao mesmo tempo, em um mundo tão egoísta, tento, por meio das palavras, estimular as pessoas que convivem com essas crianças, sejam profissionais ou familiares, a um olhar mais empático.

Depois do olhar, também são necessárias atitudes, como o ato de minha colega, por exemplo. Se nossas crianças estão aqui também para ensinar, creio que uma das lições seja essa: a empatia, a capacidade de se colocar no lugar do outro.

Sobre calar ou falar, cada pessoa consegue avaliar o que faz bem para si. Se o falar mais te machuca, não há problema nenhum em trabalhar sozinha ou com profissionais para superação das dores. E para quem prefere o falar, siga seu coração, ele, com certeza, indicará também os momentos adequados para calar e ouvir. A vida é, sem dúvida, aprendizado constante e o meu maior aprendizado tem nome e foi gerado no meu ventre: Manuela!

Ser Mãe x Ser Pedagoga ou Ser Mãe e Pedagoga?

MANU, 04 ANOS E 02 MESES

Ser mãe e ser pedagoga, eis uma questão que vai e volta, isto é, ao mesmo tempo que superar a dicotomia é possível, é necessário estar alerta para o pleno exercício da maternidade.

O fato de ser da área da Educação e de ter conhecimento do desenvolvimento infantil pode auxiliar, mas também pode trazer alguns desafios. No período de busca por investigação, observava que algumas características ou marcos do desenvolvimento não estavam acontecendo, porém também senti inseguranças e culpas. Como a Manu não apresenta nenhuma alteração no fenótipo físico, boa parte da família — que, pela distância, não nos acompanhava tão de perto —, ao invés de apoiar a realização de exames, achava que eu estava vendo coisas, inventando doenças.

O diagnóstico mostrou que as minhas observações e o coração dolorido de mãe — nenhuma mãe deseja que seu filho tenha qualquer tipo de especificidade que possa influenciar na saúde — estavam certos. Sim, amamos nossos filhos e filhas, contudo precisamos absorver um diagnóstico, compreender que eles não definem nossos filhos, superar preconceitos (alguns até inconscientes). Afinal, quem, ao engravidar, ponderou como um sonho ter um filho atípico? Depois disso resolvido dentro da gente, sabemos que, apesar das dificuldades, não haveria outro sonho de filho além do nosso, no caso, da nossa, perfeitinha do jeitinho que ela é.

Ser pedagoga me proporcionava certa facilidade para avaliar situações e terapias permitindo mais argumentos para traçar escolhas. Entretanto, ao mesmo tempo, me fazia cair na cobrança pelos insucessos. O ser mãe, de certa forma, me acalentava e sutilmente me mostrava que eu não precisava me cobrar tanto, afinal ali eu era mãe.

Ao ser mãe consegui deixar um pouco de lado a profissional, para um determinado período foi importante. Precisava estabelecer vínculos fortes com minha filha e as cobranças que eu me fazia estavam atrapalhando isso. Foi a partir desta percepção que me afastei na interação da minha profissão. Decidi que, nessa relação, eu era mãe.

O tempo passou e tudo foi ficando mais tranquilo, senti mais segurança e considerei a potencialidade de unir os dois, o que, por um período, foi dicotômico. Desta união também foi crescendo a vontade de escrever um livro com um olhar de mãe, sem esquecer minha formação, importante para os processos formativos e de inclusão.

Interessante que, hoje, nas próprias brincadeiras, a Manu se posiciona e, quando tento contribuir como pedagoga, em algumas situações, ela resiste. Por exemplo: quando ela está segurando a tesoura da forma que não é a ideal, ela não aceita minha ajuda. Lembro que eu, enquanto criança, sempre quis que minha mãe, como mãe, me ajudasse. Já ela, em algumas situações, prefere apenas seguir do seu jeito. Prefiro, depois de tentar, não forçar, o que é uma forma de ela construir seus modos e sua autonomia.

Ainda no que se refere a meus desejos de continuidade de aperfeiçoamento, pensei em fazer especialização em Psicopedagogia, o que, de fato, poderia contribuir na nossa história. Acontece, porém, que valorizo muito o estar com ela e a dedicação a um curso de especialização diminuiria meu tempo de interação. Logo, por enquanto, não é tão vantajoso assim.

O equilíbrio entre as dores e amores de ser mãe e profissional de Pedagogia permite-me olhar, compreender e questionar, não que outras famílias sem tal formação não o façam. Contudo, em um mundo em que a superficialidade anda em voga, não poderia escrever e compartilhar sem dizer com orgulho que tenho, sim, formação acadêmica na área de Educação e que minha percepção é de mãe e de profissional. Nesta dupla dimensão, problematizar e compartilhar exemplos positivos é uma uma forma de batalhar por uma sociedade mais inclusiva.

A noite da coruja

MANU, 04 ANOS E 02 MESES

Depois da segunda ressonância magnética de crânio feita na Manu, o neuropediatra nos solicitou um eletroencefalograma (EEG) do sono, em virtude do diagnóstico de apraxia da fala encaminhado pela fonoaudióloga.

O médico informou que o exame era simples e indolor, no entanto seria necessário que ela estivesse dormindo. Ele nos receitou um antialérgico que tinha como efeito colateral o sono, caso fosse necessário. Ao fazer o agendamento do exame, também fomos orientados a respeito da noite anterior. Ela poderia dormir apenas da meia noite às quatro da manhã, e o exame seria realizado às oito horas e trinta minutos. Também nos foi colocado que, se optássemos por uso de medicação, esta não seria ministrada pelo hospital.

Por pouco não comprei o remédio errado! Na farmácia, não compreenderam a letra do médico e me informaram que seria necessária nova receita, pois se tratava de um remédio controlado e que não existia em forma de xarope, apenas em comprimidos ou gotas. Como não poderia me deslocar até a cidade do neuropediatra, pedi para a pediatra fazer a prescrição a partir da receita do neuropediatra. A minha surpresa foi notar que não se tratava do remédio que haviam cogitado na farmácia, era um xarope antialérgico e, por sorte, consegui comprar o remédio correto.

Em virtude da restrição de sono, optamos, com antecedência, a nos deslocar já no domingo para Porto Alegre e reservamos acomodação em hotel. Não sabíamos como seria manter a pequena acordada por tanto tempo. Ao chegarmos ao hotel, meu marido teve uma ideia bem interessante: disse para a Manu que teríamos uma festa, seria "a noite da coruja", ou seja, dormiríamos um pouco a tarde e, à noite, ficaríamos acordados.

O sono da tarde não aconteceu, ela estava bastante ansiosa com a tal festa. Assim, depois que voltamos do jantar, começou nossa noite da coruja. Tudo no improviso, fizemos apresentações da mãe, do pai, dela e de todos juntos. Tinha que ver a alegria da criança! Tudo muito natural, a brincadeira foi até meia noite, depois disso dormimos e o despertador nos acordou às quatro horas da madrugada.

Acordamos, a Manu que não apresentou mau humor, apenas sonolência, contamos histórias, brincamos com jogos no *tablet* e, quando ela começou a ficar com muito sono, caminhamos com ela até a recepção do hotel, olhamos algumas revistas, o tempo foi passando e, logo, nos dirigimos ao café da manhã.

No deslocamento entre hotel e hospital, precisamos ficar cantando para ela não dormir. Ao chegar no hospital, ela despertou, aguardamos em uma sala com várias pessoas, cada pessoa que via, ela tentava fazer uma gracinha para chamar atenção. O horário do exame se aproximava e o sono havia ficado para trás.

Quando a enfermeira chamou, disse que apenas o pai ou a mãe poderia acompanhá-la. Optamos que eu acompanhasse. Ao chegarmos no quarto, com luminosidade bem baixa, ela me explicou que eu teria meia hora para fazê-la dormir e, depois, seria feito o exame. Se ela não dormisse, teríamos que remarcar. Eu estava bastante tensa, sabia de toda logística que teríamos que enfrentar caso ela não dormisse. Não tive dúvidas, dei o antialérgico. Peguei Manu no colo e a balancei como fazia quando ela era bebê. Quando começou a apresentar sono, sentei numa poltrona com ela nos braços e logo ela adormeceu.

O exame foi feito, ela nos encheu de orgulho por ter se mantido doce em todos os momentos. Amou a tal noite da coruja que, conforme descrevi para ela, acabaria depois que o cabelo dela fosse enfeitado (quando colocassem os fios para realização do EEG), o que ela nem chegou a ver.

O exame foi realizado e, por dias depois, ela seguiu perguntando sobre o hotel e comentando sobre a tal noite da coruja, demonstrando desejo de repetir a experiência. O que fica disso tudo? Por mais que nós, pais, estivéssemos um tanto tensos, conseguimos não passar isso para ela. Ao contrário, para ela remete a boas lembranças. Foi mais um exame, mas que, pelo preparo e pelo fato de ela dormir durante, não se caracterizou como traumático. Considerando queoutros serão necessários, melhor que, para ela, não se configurem como ruins.

Seria mais um diagnóstico?

MANU, 04 ANOS E 02 MESES

Abrir exames da Manu, eis uma tarefa que não gosto de fazer, mas que é necessária. O resultado do eletroencefalograma (EEG) do sono chegou em uma terça à tarde, eu estava em casa, de férias. A pequena estava comigo, em virtude de febre, não havia levado-a à escola. Na primeira leitura, já percebi que tinha alteração, mas, diferente de outras vezes, só busquei na internet o significado de duas palavras que indicavam "convulsão, epilepsia".

Aquelas palavras tiraram-me o chão mais uma vez, encaminhei o exame para uma mãe de criança 9p que teve diagnóstico de quadros convulsivos, perguntando se o resultado do exame da filha era semelhante. Ela respondeu afirmativamente, o que aumentou meu grau de preocupação. Encaminhei uma foto do exame para a pediatra dela, outra para o consultório do neuropediatra e outra ainda a uma médica conhecida.

A pediatra dela só respondeu "marcar neuropediatra com urgência", a médica, minha amiga, pediu opiniões para dois neurologistas da cidade que moramos, eles indicaram epilepsia, um deles complementou apontando a verificação do quadro clínico, ambos também sinalizaram sobre a necessidade de medicação. Diferente destas considerações, o neuropediatra dela não me deu retorno. Liguei, então, para secretária dele e solicitei parecer. Ela me passou o telefone pessoal do médico. Ao realizar o contato, ele colocou que a alteração não parecia nada grave, porém olharia novamente o exame e, se fosse necessário, me retornaria.

Diante de opiniões diferentes, fiquei insegura, li um pouco sobre convulsões e epilepsia e cheguei à conclusão que meu espectro de conhecimento era bastante restrito. Pelo que concluí, considerando os diversos tipos e níveis, ela poderia inclusive ter passado por convulsões durante o sono.

Como o neuropediatra dela não me retornou, resolvi buscar outra opinião. Marquei, então, consulta com um neuropediatra que fazia parte do quadro de médicos do hospital que fizemos o exame. A consulta foi particular, consegui um encaixe por solicitar urgência. Sabe quando você está esperando uma consulta longa, já que a intenção seria até de trocar de neuropediatra e você é recebido por minutos, sendo pouco ouvida? Ele mal olhou para minha filha, fez umas três perguntas, e disse que ela não tinha nada, que cerca de 30% das crianças apresentavam aquela alteração, além disso que iniciar medicação não era interessante em virtude dos efeitos colaterais.

Saí um tanto frustrada, mas, ao mesmo tempo, feliz que o quadro clínico dela não representava o descrito no laudo do exame. No outro dia acordei e, ao olhar meu celular, visualizei uma mensagem: era da mãe de um coleguinha da Manu, que também trabalha na escola que ela frequenta, perguntando qual era nossa religião, pois ela queria nos dar uma santinha para proteger nossa filhota. E, em poucas linhas, me contou que sua filha teve convulsões, tem epilepsia e teve comprometimentos. Aquilo, ao mesmo tempo que me acalentou por perceber que pessoas se aproximam simplesmente para fazer o bem, me doeu. Pensei: não poderia ter sido evitado? A Medicina está respondendo com eficácia? As pesquisas respondem às necessidades?

Minha revolta ficou ainda maior ao acompanhar uma reportagem do "Esporte Espetacular": uma pesquisa de neurocientistas, publicada em revista internacional, sobre o motivo que leva as pessoas a tornarem-se fanáticas por clubes de futebol. Fiquei refletindo: tanta pesquisa sobre saúde e medicamentos com menores efeitos colaterais poderiam ser realizadas, mas não geram lucro e não respondem a interesses!

Tenho ciência que existem inúmeros profissionais qualificados que exercem sua função com zelo e responsabilidade. No entanto algumas feridas sociais precisam ser tocadas e a pergunta "se fosse comigo?" deveria fazer mais parte e influenciar no momento das concepções de políticas públicas e destinação de recursos para pesquisas. E sobre a construção de políticas públicas, nunca é demais sublinhar as necessidades, as vozes dos sujeitos a serem contemplados, afinal, ninguém conhece mais a realidade do que aquele que a vive.

Necessidade de extravasar

MANU, 04 ANOS E 03 MESES

Enquanto humana e intensa nos sentimentos e vivências, desde a constatação do nódulo no crânio da Manu, mesmo que eu tenha me acalmado bastante após a consulta com o neuropediatra dela, eu estava me sentindo muito cansada e literalmente antipática.

Tudo estava me incomodando, até perceber que o problema era eu. Lembrei que, em alguns momentos difíceis, eu precisava caminhar sem destino específico, apenas andar e, ao respirar, ir colocando minhas ideias no lugar. Fui perdendo este hábito por falta de tempo, já que, quando não estou no trabalho, estou com minha filhota. No entanto, vislumbrei um feriado profissional em meu trabalho, levei a Manu para a escola e consegui sair um pouco sem destino.

Andei por algumas ruas desconhecidas, observei o horizonte, tipos diferentes de construção. Alguns espaços pareciam um recorte do interior dentro da cidade. Além do simples andar, tracei o objetivo de parar alguns minutos em uma praça da cidade para sentar e apenas viver o momento.

Ao chegar na praça, observei a igreja aberta, optei por entrar e, por alguns minutos, fazer uma oração, pedindo para aquela fase passar, que eu voltasse a ter minha mente organizada e pensamentos positivos diante das incertezas. Depois dessa pequena prece, sentei em um banco e ali fiquei por mais alguns minutos, contemplando as flores e espiando o celular.

Retomei a caminhada com o intuito de voltar para casa, mas sem pressa de sempre. Parei nos pontos da cidade que eu mais gostava só para admirar a paisagem. Foram duas horas de caminhada que fizeram um verdadeiro efeito terapêutico.

Parece mentira, mas me senti tão bem depois dessa atividade, antes tão comum e agora rara, já que outras tantas foram incorporadas, algumas trabalhosas. Ser mãe e viver a maternidade não é um fardo, as preocupações existem, mas estamos vivendo um ano de tantas conquistas e essas, sim, merecem destaque.

Enquanto humanos que somos, de vez em quando, precisamos nos dar o prazer de nossa própria companhia e realizar atividades que nos façam bem, para exercemos nossos diversos papéis da maneira que a vida nos satisfaça. Como gente que somos, podemos chorar, ter medos, mas não precisamos ficar nessas condições por muito tempo, nosso corpo sente, nosso entorno também. Às vezes precisamos parar e pensar no que nos faz bem e no que pode nos ajudar a retomar a vida com menos implicâncias, voltando a ser nosso o melhor possível. E você, mãe, pai, profissional, no meio da correria, consegue se amar e apreciar?

Cada pessoa é única e tem suas formas para extravasar. Eu sou daquelas intensas, que quer aprender sempre. Contudo a mania de me jogar de corpo inteiro no amor e na dor, requer, ocasionalmente, uma pausa para buscar um certo equilíbrio. O que faz bem pode e até deve, às vezes, ser individual. A necessidade de olhar para si me parece da condição humana. Então, se ainda não descobriu a sua, ou as suas formas de extravasar, nunca é tarde.

Um balde de água fria

MANU, 04 ANOS E 02 MESES

Foram poucos dias de tranquilidade, logo chegou a data da consulta com o neurocirurgião pediátrico indicado pelo neuropediatra. Eu acreditava que ele seguiria a mesma linha de raciocínio do médico que o indicou, no entanto não foi o que ocorreu.

Objetivo, em palavras semelhantes, o neurocirurgião nos disse: pode parecer forte, mas a Manuela está com um tumor, a princípio benigno, considerando o conceito de tumor que se refere a corpos estranhos que crescem. Comparando as duas ressonâncias, ele identificou que, realmente, o nódulo havia crescido, meu marido até tentou dizer que o neuropediatra havia considerado uma possível diferença entre as máquinas, mas ele descartou.

Diante de sua constatação, ele salientou que tínhamos dois caminhos: encaminhar para cirurgia ou realizar uma nova ressonância, no mesmo local, com intervalo de um ano da última, para nos convencer e ser possível observar o quanto teria crescido. Perguntei quanto tempo demoraria para começar a apresentar sintomas e ele nos disse que estes apareceriam somente a partir dos cinco centímetros, mas que não era indicado esperarmos muito, pois quanto maior o nódulo, a cirurgia se tornaria mais complexa, estando com pouco menos de dois centímetros na última ressonância, a princípio, seria uma cirurgia simples, no entanto, devido à localização, já poderia ser considerada de complexidade média.

Mais uma vez, me abalei, senti muito medo de perder minha filha, sabia que precisava pensar positivo, no entanto estava com dificuldades. Depois de chegar em casa, qualquer coisa era motivo para chorar, mesmo tentando não fazer isso na frente dela, nesse dia não consegui.

No dia seguinte, conversei com minha irmã pelo telefone, a Manu estava junto e considero que isso não tenha sido interessante, consegui observar, no mesmo dia, as mudanças de comportamento nela. Tínhamos terapia ocupacional, quando a terapeuta chegou, ela se negou a ir até a sala, começou a chorar e chamar "mamãe". Acompanhei a sessão, mas percebi que ela estava resistente, que não parecia minha doce filha. Por mais que ela não fale tudo, ela compreende e estava percebendo que algo não ia bem e externalizou.

A alteração no comportamento dela mostrou-me que eu, a adulta da história, não consegui conduzir a situação de maneira adequada. Também acenou que eu estava sofrendo, sentindo o maior medo que tive na vida e que dificilmente sozinha conseguiria transcendê-lo. Não demorei para chegar à conclusão que estava precisando de ajuda psicológica, insônia, medos e psoríase no couro cabeludo precisavam ser encarados.

Como não temos familiares na cidade, nossa logística é bem apertada, de manhã estou com a Manu, trabalho do início da tarde ao início da noite, meu marido trabalha o dia todo, quando eu conseguiria um tempo para olhar e superar minhas dores?

Não tive vergonha de pedir ajuda para uma amiga, que ficasse com a Manu enquanto eu fosse para minha terapia, recebi um sim de amiga do peito mesmo. No trabalho, preferi expor minha situação tanto para chefia, quanto para colegas. Logo que cheguei, tornei meu trabalho uma segunda família, o tempo foi passando, alta rotatividade, algumas relações mais superficiais, mas nem por isso deixei de amar o que faço. Pedi compreensão de colegas, chefia, falei que eu não estava bem, que durante aquele período provavelmente eu apresentaria mais atestados, que precisava da compreensão e até dos abraços deles, já que minha família estava longe e eu considerava meu trabalho minha segunda família. Meus colegas me acolheram com um inequecível abraço coletivo.

Só o fato de expressar para as pessoas que convivem comigo me ajudou, como já escrevi em outro momento, eu sou daquelas pessoas que prefere falar, ser mais transparente possível, não esconder alegrias e tristezas... No meio do furacão, eu sendo quem sou e isso já é uma vitória.

Diferente de mim, meu marido não gosta muito de falar, prefere tocar no assunto o menos possível; para ele, nossa filha é muito forte (não que para mim não seja) e vai superar com facilidade essa situação. Ele optou por não realizar terapia, respeitou minha necessidade e eu respeito a postura dele, juntos, nós três, vamos no tempo que, para nós, for necessário. Vamos aumentar nossas forças para encarar mais um capítulo de nossa história, na qual não findaram as esperanças da tese do neurocirurgião não se confirmar na ressonância que teremos pela frente.

Aposta na Canjica

MANU, 04 ANOS E 04 MESES

No final do mês de setembro, e durante o mês de outubro de 2019, a Manu começou a resistir, e até se negar, a fazer atividades que envolvessem a motricidade ampla. Tentamos ser firmes, oferecemos opções de troca de atividade. A negação se mantinha, como mãe, expliquei a importância das atividades e tirei algo que ela gostava no dia (sobremesa), para ver como ela reagiria na outra sessão. Na sessão seguinte, disse para ela que não ficaria na antessala esperando, que iria até o supermercado e voltaria na hora de buscá-la, pretendendo observar se a minha proximidade estava atrapalhando, mas, no final, continuávamos visualizando a resistência. A psicomotricista buscou várias alternativas, eu tentei ajudar, mas a cada sessão ficava mais claro que, daquela forma, a atividade não poderia seguir.

Enquanto mãe, estava dividida, ponderava os progressos da minha filha e via como interessante a continuidade diante do belo trabalho realizado pela profissional. Ao mesmo tempo, já estava pensando em outras alternativas, hidroterapia, natação. Não quero que as terapias sejam maçantes, mas que sejam realizadas de forma lúdica e prazerosa, afinal, antes da síndrome, ela é uma criança, e já tem uma agenda de compromissos.

Visualizei uma postagem da psicomotricista em rede social, divulgando uma provável parceria com uma psicopedagoga que trabalha com terapia assistida por cães. Pensei que este seria um caminho interessante, considerando que a Manu adora cachorros, poderia um fator novo a motivar o desenvolvimento das atividades. Conversei com a profissional e combinamos de realizar uma sessão experimental.

Expliquei para a Manu que a Canjica, nome da cachorra de terapia, faria as atividades com ela, por isso ela precisaria ensinar a cachorra a fazer, já que ela era uma menina grande e sabia os exercícios. A sessão experimental foi um sucesso, a Manu realizou todas atividades, eu só ouvia, de longe, a vibração e em nenhum momento ouvi não, ou choro, as fotos depois confirmaram a alegria dela.

Como o valor da terapia aumentou em virtude do acompanhamento de duas profissionais, optamos por reduzir a periodicidade dos encontros, mas seguir com a Canjica, nossa doce e esperta aposta, esperamos no futuro ter mais a compartilhar também sobre esta experiência. O que, até então, fica desta vivência é o pensar em novas formas, o identificar que nem tudo está perdido, mas pode ser transformado e voltar a se tornar proveitoso, assim está sendo nossa experiência, sempre com novos aprendizados.

Ela sai da linha

MANU, 04 ANOS E 04 MESES

Nas apresentações de final de ano, as meninas do ballet também têm seu momento. De coque no cabelo, sapatilha, *collant*, saia e muito brilho, elas fazem uma pequena coreografia. Neste momento, a diferença fica mais nítida, nossa menina dança do seu jeito.

Ela não estava na primeira fila, as turmas das meninas mais velhas ficavam nessa posição. Como é pequena em estatura, praticamente não apareceria, mas ela não ficou no espaço delimitado, saiu da linha que demarcava a primeira e a segunda fila. Foi para frente, tocou as colegas com o pompom que segurava em uma das mãos e dançou de sua forma, única e radiante.

Quando chegamos em casa, o pai dela comentou "filha, tem que ficar onde a professora coloca". A colocação feita vem de uma cultura que nos ensinou sobre certo X errado, e que nos condiciona a obedecer aos padrões impostos pela sociedade. Entretanto, ao nos aproximarmos do mundo das diferenças, notamos estas colocações de outra forma, o que, de fato, é certo? Para que alguns padrões? Fiz uma intervenção na contramão do que ele dissera, salientei que ela podia vir para frente se quisesse aparecer, que não precisava se esconder. Na mesma hora, o pai mudou de opinião e juntos salientamos que tínhamos muito orgulho dela do jeito que ela é, e enfatizamos quão linda estava na apresentação. No final dessa pequena conversa, ela nos respondeu com aquele sorriso espontâneo e os olhos brilhantes ficaram salientes em seu formoso rosto redondo.

No outro dia, recebi um vídeo da mãe de um coleguinha dela, um menino muito próximo que ela tem um grande carinho. No vídeo, a mãe perguntava ao filho qual era a bailarina mais bonita e ele respondia: "A Manu, porque ela sai da linha e se abaixa [...]". Interessante o olhar de criança que gosta do que foge do padrão, que sabe ver como belo o diferente. O sair da linha, o não "obedecer às regras" para ele foi um dos critérios para elogiar a amiga. Outro aspecto destacado foi o fato dela se abaixar, que representava o movimento de agradecimento à plateia. Quanta sabedoria na fala do garotinho, ele conseguiu frisar a diferença e o agradecimento como admiráveis.

E assim, mais uma vez, as crianças nos ensinam a perceber de outras formas, ressignificar conceitos até então considerados como corretos, como únicas formas de ver, as crianças são mestres e me parece que, enquanto adultos, pais, professores, terapeutas, precisamos estar abertos, observar e também aprender com elas.

Sobre Inclusão

MANU, 04 ANOS E 06 MESES

Em minhas últimas férias, fui até Erechim(RS), cidade em que me criei, me formei, trabalhei, e tive a oportunidade de rever três colegas de faculdade, todasprofessoras, em diferentes redes e municípios. Trocamos muitas ideias e entramos no assunto inclusão quando uma delas, depois de relatar sua realidade, me perguntou: você é a favor da inclusão?

Minha resposta foi positiva, citando como exemplo de inclusão a que minha filha vivencia na escola, em uma turma pequena, preocupada em fazer seu melhor, respeitando o tempo dela, desafiando e potencializando seu desenvolvimento, recebendo suporte da família e profissional. Citei que a inclusão que estamos desenvolvendo na rede federal também é interessante, porque, por mais desafios que existam, há diversas iniciativas para efetivá-la, núcleos que dão apoio aos professores, elaboração de planos educacionais individualizados que visam atender às necessidades específicas dos estudantes, quando os estudantes têm alguma deficiência que necessite auxílio de monitor, estes, após processo público de contratação (o que pode, muitas vezes, demorar, o que compromete o processo de inclusão), são realizados.

Contei também que, devido aos diferentes lugares que frequento para levar a Manu nas terapias e em virtude do *blog*, tenho contato com inúmeras famílias e a vivência mais prática do que teórica mostra-me que, no geral, as crianças que frequentam escolas regulares apresentam maiores avanços no desenvolvimento.

A conversa seguiu e as minhas amigas, pedagogas com anos de experiência em docência, colocaram que as situações que elas vivenciam são um tanto diferentes da realidade que apresentei, que as crianças são "colocadas" na sala de aula sem nenhum suporte e que algumas famílias cobram para que seus filhos aprendam como os colegas.

Argumentei que, infelizmente, nem todos os estabelecimentos de ensino trabalham na perspectiva da inclusão, que vai muito além da integração, conceito que persistiu por um período de nossa história. Nessa perspectiva, as pessoas com deficiência passaram a dividir o mesmo espaço. Contudo, em uma simples consulta a um dicionário, é possível observar que nem mesmo a integração de fato ocorre, já que, além de estar no mesmo espaço, ela remete a pessoa a fazer parte de um grupo, sentir-se parte. Ser apenas colocado em uma sala de aula, sem nenhum suporte aos docentes, sem um olhar diferenciado, na minha singela opinião, não passa de uma inserção, o que precisa, sem dúvidas, ser superado.

A inclusão é um termo mais novo em nossa história, especialmente a partir de 1990 quando a Organização das Nações Unidas (ONU), por meio da Resolução 45/1991, apresentou a expressão "Uma sociedade para todos". Pensar em uma sociedade para todos vai muito além de inserir crianças, adolescentes e adultos em espaços escolares. Pensar em uma sociedade para todos é possibilitar que todo e qualquer ser humano possa frequentar diferentes espaços, sem ser visto como o que deve se adaptar, mas que essa sociedade realize as devidas adaptações para que todos e todas possam, realmente, se desenvolver e se sintam integrantes.

Outro ponto importante refere-se às famílias. Existem diferentes comprometimentos ocasionados pelas deficiências. Em alguns casos, ocorrem apenas atrasos, nos quais o reforço, por meio do auxílio multiprofissional, consegue minimizar, entretanto, outras situações mais severas, apresentam desafios maiores no processo de aprendizado. Aqui deixo a sugestão para assistir o curta *Cordas*. O menino da animação possuía paralisia cerebral e uma das colegas queria que ele brincasse com ela, criando adaptações para que ele pudesse participar. Ele pode não ter conseguido se comunicar, aprender conteúdos formais, mas essa vivência lhe ensinou sobre o amor.

Até então a Manu vem se desenvolvendo bem, mas não sei como será seu processo de alfabetização. Temos princípios que, como família, primamos: que ela se desenvolva e consiga inclusive ter uma profissão, mas sem interferir em sua felicidade. O aprendizado precisa respeitar a criança, o adolescente, o adulto. A alfabetização não deve acontecer de forma forçada, ao contrário, ela precisa fluir a partir de um processo prazeroso e lúdico. E que, quanto a nossa sociedade, sigamos lutando para que inclusão não seja apenas mais uma palavra bonita, expressa em projetos pedagógicos escolares, mas que, de fato, se faça na prática das instituições escolares e na sociedade como um todo.

Uma pausa

MANU, 04 ANOS E 04 MESES

Não existem receitas para criação de filho, cada família tem uma dinâmica, faz escolhas que melhor se adaptem a sua realidade. Na nossa realidade, acontece uma mudança de horários em meu trabalho entre as festas de final de ano e o início do mês de fevereiro, quando preciso trabalhar no turno da manhã até perto da metade do turno da tarde.

Esta mudança alteraria a rotina de terapias da Manu, então optamos por realizar, literalmente, uma pausa. Eu, como mãe, estava cansada, e acredito que ela também estava. Neste período, nossa família tira alguns dias de férias, procuramos viajar. Dessa vez não fomos para praia, mas ficamos perto da família.

Depois que retorno ao trabalho, a pequena frequenta a escola em período integral por pouco menos de um mês. Nesse momento, tenho "livre" um período da tarde, que é o tempo que me dou, organizo a casa, arrumo o cabelo, faço coisas simples que, no decorrer do ano, tenho dificuldades para fazer.

Enquanto família, como é importante descansarmos, desligarmos por um tempo, para depois, com energias renovadas, voltar à rotina e estarmos inteiros. Olhar para a gente é uma necessidade para mantermos nossa saúde física e mental. Esquecemos nossos filhos? Não, em hipótese nenhuma, ao contrário, pensando neles também percebemos o quanto é importante cuidarmos de nós.

E a minha filha como fica neste período? Muito bem. Enquanto estamos de férias, passeamos, ela tem contato com mais pessoas, vai mais à pracinha, piscina, brinca e, assim, também se desenvolve, algumas relações novas são feitas. Outro dia, estávamos os três deitados, olhando as estrelas e ela falou que teríamos que ter um binóculo. A pronúncia foi um pouco embaralhada, na hora achei que a colocação devia ser sobre algo que havia aprendido na escola, mas dias depois lembrei que havíamos visitado uma tia e, à noite, estávamos sentados em uma área aberta, saboreando pastéis e olhando as estrelas, quando meu tio comentou que gostava de ver as estrelas utilizando o binóculo.

As três semanas que ela frequenta a escola o dia todo também são um período que ela aproveita muito, brinca, convive com os coleguinhas e sempre traz novidades. Em fevereiro, a rotina das terapias é retomada. Em 2020, optamos por, no primeiro semestre, manter as mesmas terapias do ano anterior e o período de pausa foi excelente. Mãe, pai, enfim, familiar que acompanha mais de perto a criança, você já pensou em se presentear com uma pausa? Lembre-se que, quando estamos bem, conseguimos estar mais presentes e, de maneira efetiva, contribuir com o desenvolvimento de nossos filhos.

As diferenças e as crianças

MANU, 04 ANOS E 05 MESES

Não lembro de, na minha infância ter ouvido na escola, em casa, em outro espaço qualquer, alguma história, ou música sobre diferenças que abordasse situações relativas a pessoas com deficiência, até posso ter escutado, mas não lembro. Com a Manu já tive oportunidade de conversar sobre as diferenças e pessoas com deficiência de forma natural.

Gosto de acompanhar o que ela assiste na televisão. Há algum tempo ela assistiu incansavelmente o desenho *Doutora Brinquedos*. Em um dos episódios, era contada a história de um cadeirante que estava vivenciando acidentes por faltas de acessibilidade na Brinquedolândia. Achei o posicionamento da *Doutora Brinquedos* excelente, ela diagnosticou a cidade como doente, com problemas de acessibilidade, e não o personagem deficiente físico. A cidade foi adaptada e ele seguiu seu projeto de publicação de um livro com fotografias.

A abordagem do desenho permite trazer tal situação para nossa realidade. Quantas vezes a pessoa com deficiência é taxada como incapaz pelo fato de a sociedade não fazer sua parte? Abordar isso em um desenho permite, desde a infância, trazer, de forma lúdica, estas problemáticas para a realidade, fazendo até mesmo um papel formativo natural. Estávamos assistindo ao *Mundo Bita*. Já havia tido contato com o livro, mas na televisão ficou ainda mais interessante a reação da Manu diante da canção com o clipe "A diferença é o que nos une". Seus olhos brilhavam e um sorriso imenso despontou em seu rosto enquanto tocava a música e as imagens ilustravam as diferenças. Assistimos juntas, cantamos e conversamos sobre. Quantas belezas e verdades em uma letra de música infantil: "Para ver melhor amigo, use o coração. Enxergar o que é belo sem usar a visão. Pare pra escutar que no silêncio há uma canção. Deixa bater no peito o tambor da vibração. Quem disse que não podemos? Nunca duvide de nós! Somos especiais, quase super-heróis. Nosso corpo fala, preste muita atenção. Não precisa palavra pra comunicação. Tantas são as formas de cruzar a imensidão. Demonstrando pro mundo nossa superação. Quem disse que não podemos? Nunca duvide de nós! Somos especiais, quase super-heróis. Quem disse que não podemos? Nunca duvide de nós! Somos especiais, quase super-heróis. Um pouco de carinho e de bondade. Pra ver que a diferença é o que nos une de verdade. E mesmo sendo assim ou sendo assado. O amor se multiplica e se espalha por todo lado".

Em nosso diálogo, perguntei se ela tinha visto que um menino não enxergava, que outro não ouvia, falei para ela que todas as pessoas são diferentes, alguns fazem umas coisas mais rápidas, outras mais lentas, mas que todos são especiais e ela também é uma heroína. Quando falei que ela também era uma heroína, ela ergueu o braço e tentou imitar, em uma alegria, a imagem que ela via.

As crianças que possuem alguma diferença mais visível, ao assistirem e ouvirem histórias como essas, se identificam e até fortalecem a autoestima; já as crianças típicas, nesses momentos, também podem aprender sobre o respeito às diferenças e, assim, as marcas de preconceitos, passadas de geração para geração, são fragilizadas. Com músicas, histórias e até mesmo gibis (Maurício de Souza, também aborda as diferenças em seus personagens), crescemos enquanto sociedade e seres humanos. Por mais músicas, histórias, teatros, desenhos que abordem a diversidade, para que a inclusão vá se incorporando em nossa vida também por meio da arte.

Uma visita especial

MANU, 04 ANOS E 06 MESES

Faço parte de um grupo de *WhatsApp* formado por familiares de crianças com a síndrome 9p. Em virtude do *blog*, recebo eventuais mensagens e o grupo está crescendo, algumas famílias interagem bastante, outras menos e tem aquelas que, desde que ingressei no grupo, nunca observei nenhuma colocação.

Aproximei-me muito de uma mãe que reside no Pará, chamada Simone, e ela, ao entrar no grupo, que conversou, em modo privado, com uma das mães que, até então eu não observara manifestação, a Thais. Na conversa que elas tiveram, a Simone descobriu que a Thais também residia no Rio Grande do Sul e comentou sobre mim.

Para minha surpresa, recebi uma mensagem no privado e comecei a conversar também com a Thais. Além de morar no sul, ela comentou que tinha familiares na mesma cidade que resido e que estavam programando uma viagem para visitá-los, combinamos que iríamos nos conhecer.

A viagem foi confirmada, a expectativa aumentando, no dia combinado a Manu estava bastante ansiosa, chegou a colocar uma cadeirinha para sentar próxima da janela e acompanhar a chegada das amigas. Eu também estava em um estado de euforia, aguardando receber esta visita especial.

Assim que visualizei a família chegando, de imediato, fui recebê-los, não demorou para a conversa fluir e termos a sensação de muitas semelhanças. A família que nos visitou passou por várias situações desafiadoras desde o nascimento da filha, problemas respiratórios, indícios de cirurgia cardíaca e craneostenose, tudo antes do primeiro ano de sua pequena.

Quanta superação, fé e milagres. Ouvi cada palavra colocando-me no lugar daquela mãe; e aquela mãe, aquele pai e aquela linda menina ajudaram-me a entender que, se a Manu precisar passar por cirurgia, o procedimento e recuperação serão mais tranquilos do que eu imagino.

Seriam as felizes coincidências da vida? Seria mais um milagre? O fato é que tanto a menina do Pará quanto a do sul, além da semelhança física, têm quase mesmo nome: Ester (a do Norte) e Esther (a do Sul). E a família que nos visitou, além de ter parentes na cidade em que eu resido, tem outra filha com o nome quase igual ao da minha filha, Emanuele.

Conhecer esta família me proporcionou muitos ensinamentos: a sintonia que existe entre pessoas que passam por situações semelhantes, a força, a fé. A tecnologia ajuda, com certeza, mas o estar juntos, olho no olho, é algo tão grandioso. Como é bom podermos conversar pessoalmente, conhecer histórias e trocar experiências. Que a vida siga nos presenteando com encontros, coincidências e milagres.

O início da pandemia e o canto dos pássaros

MANU, 04 ANOS E 07 MESES

As terapias estavam fluindo bem, a frequência à escola acontecendo de forma prazerosa, os momentos em família leves. De um dia para outro, as bases diárias precisaram ser mudadas e precisamos viver em isolamento social para nos prevenirmos do contágio do coronavírus. Tomamos todos os cuidados já que, tanto a Manu, quanto eu, somos do grupo de risco.

Nossa primeira reação diante da enorme mudança foi agradecer a possibilidade de trabalhar em casa e termos o privilégio de priorizar a manutenção da saúde. Na primeira semana, tivemos bastante dificuldades para trabalhar, a Manu, conosco em casa, queria brincar o tempo todo e insistia "todo mundo". De início, vivemos esses dias assim, no entanto, aos poucos, fomos nos organizando.

É difícil falar em organização diante de um cenário desconhecido, com a veiculação diária de diversas notícias sobre contágio e mortes. Entretanto, percebemos que, por alguns períodos, a alienação também era saudável.

Intuitivamente, em vários finais de tarde, resolvemos sentar próximos à janela e observar os pássaros. Coincidência ou não, a Manuela começou a assobiar. Em outros dias, observamos o pequeno fluxo de carros e brincamos que, por ordem, um seria do papai, outro da mamãe e outro da Manu. Este tempinho que passávamos, todos os dias, próximos à janela, depois foi se perdendo, mas será para nós uma lembrança boa em meio ao caos em torno da pandemia.

Em nossa organização, estabelecemos revezamento entre horários de trabalho e acompanhamento da Manuela, no turno em que eu trabalhava, o pai ficava com ela e vice-versa, muitas vezes um de nós precisou seguir trabalhando à noite para dar conta da demanda. Nos sentimos cansados em alguns momentos, em outros muito felizes e acompanhando as fantasias da pequena que insistia em nos transformar em Ana, enquanto ela era a Elza (do filme *Frozen*), e também em bruxa, lobo, dinossauro, galinha...

Alguns hábitos também mudaram. Eu, que não gostava que a Manu me acompanhasse enquanto cozinhava (nesse período lembrei que minha mãe, quando ia para cozinha, sempre dizia que ali não era lugar para criança, com medo que eu ou minha irmã sofrêssemos algum acidente doméstico), comecei, devagarinho, a deixar ela ajudar na elaboração de pizzas, bolos, quebrando ovos, colocando ingredientes... Era tão pouco, mas para ela tanto, era possível ver a alegria nos seus olhos.

Em alguns dias, a insônia batia, e o cansaço do outro era ainda maior, não só pelo confinamento, mas também era físico. Nesses dias, a televisão com desenhos funcionava mais do que de costume e a interação não era das melhores, em um momento cheguei a xingar a Manu e depois percebi que quem cometera o erro havia sido eu. Esta é a maternidade real, do dia a dia, em que conseguimos ver nossas principais virtudes e nossos piores defeitos.

Pelo fato de não estarmos frequentando, de forma presencial, as terapias, procuramos realizar as atividades encaminhadas no momento possível, a indicação era manter a rotina, mas não conseguimos e nos respeitamos. Devido à conciliação com o trabalho, a maioria foi desenvolvida nos finais de semana. Não somos profissionais das áreas, então temos ciência que não foi da mesma maneira do que a realização das atividades com os profissionais, procuramos compreender nossas próprias limitações e tentamos conduzir da forma mais lúdica possível. Teremos prejuízo? Possivelmente, contudo se faz necessário considerar que, neste período, também tivemos aquisições: o assobiar, o quebrar o ovo, o construir castelos só com a imaginação.

Tem um ensinamento budista que procuro sempre trazer para a vida: "os dias bons passam, os dias ruins também passam". Como humanos que somos, diante de um período que nunca imaginamos viver, precisamos nos dar o direito de errar, refletir e acertar, nas mais diversas ordens e desordens, afinal, outra lição que muitos aprenderão com a pandemia é que não temos controle sobre nada. Estamos há quase dois meses em confinamento, apenas hoje consegui escrever e registrar o desejo que esses tempos também passem, mas que consigamos extrair mais ensinamentos do que motivos para chorar. Que, enquanto sociedade, consigamos refletir e compreender que precisamos nos entender enquanto humanos, rever nossas prioridades e crescer enquanto geração.

O caderno

MANU, 04 ANOS E 08 MESES

No mês de maio, a escola substituiu o envio digital de atividades lúdicas e optou pelo início das atividades no caderno. Buscamos o material na maior animação, a professora havia transcrito as atividades com muito carinho, eu, como mãe e pedagoga, tinha expectativas positivas para iniciarmos nesse mundo letrado mais formal.

Como nem tudo é como imaginamos, já no primeiro dia tive muitas dificuldades, a Manu não conseguia fazer os traçados solicitados e começou a negar-se a realizar as atividades propostas. No segundo dia, sugeri que a tentativa fosse feita pelo pai e o resultado não foi em nada diferente. No terceiro dia, não vou negar que eu estava triste, afinal se cria a expectativa que essa dificuldade não fará parte do rol da síndrome 9p, mas as respostas dela estavam ali para me mostrar que ela precisava de uma condução diferente, não demonstra organização espacial, coordenação para o traçado e eu já havia observado que os desenhos continham pequenos resquícios de forma, mas ainda não apresentavam estrutura aproximada com o corpo humano, por exemplo.

Conversei com amigas que ainda atuam na educação infantil, outras com formação na área de psicopedagogia, com a terapeuta ocupacional da Manu e pedi algumas sugestões de atividades para trabalhar organização espacial e coordenação motora fina. Optei também por contatar uma família, que tem uma filha com a mesma síndrome, para perguntar como foi o processo dela no ingresso ao mundo letrado/escrito, essa família relatou que tiveram, e seguem tendo, dificuldades, e que hoje a menina tem oito anos e só escreve em letra bastão, ainda não tem uma boa localização espacial e, inclusive, no desenho ainda não consegue retratar a realidade.

Optei então por contatar a diretora e professora e sinalizar que estávamos tendo dificuldades na realização das atividades, que eu como mãe pretendia respeitar o tempo dela e propor atividades que contribuíssem na organização espacial, esquema corporal e, por fim, coordenação motora fina. A escola compreendeu, deixei o caderno da escola de lado, e comprei outro apenas para ela interagir (orientação da terapeuta ocupacional).

Nosso principal material passou a ser o papel pardo. A cada semana, traçávamos uma das vogais e explorávamos com massinha de modelar, tampinhas, barbante, guache. Encontrei no *Youtube* um vídeo do canal "Nossa Vida com Alice" sobre as vogais, o que também nos ajudou muito. Interagimos de diversas formas com a letra A por duas semanas, até que, de forma natural brincando no quadro com giz, ela traçou pela primeira vez a sua letra A. Para mim foi emocionante, agora que estava ciente que esse processo também não seria simples, foi gratificante acompanhar essa verdadeira conquista.

Segui mantendo contato com a escola, contando dos progressos, desafios, trocando ideias sobre atividades, então me disseram que outras famílias também estavam com dificuldades, algumas pelo próprio período, outras em alguns momentos as crianças faziam as atividades com tranquilidade, em outros dias, estavam resistentes... A escola optou, então, por deixar o caderno mais para frente e retomar os trabalhos lúdicos, focando nos sentimentos. Em casa, seguimos trabalhando os sentimentos e as vogais, esta semana foi a vez de interagirmos com a letra I no papel pardo com diferentes materiais. Como seu traçado é bastante simples, foi bastante tranquilo, no entanto, em espaços menores, o traçado ainda é difícil, dessa forma seguimos em espaço amplo, respeitando o tempo dela e tendo o prazer e, em alguns momentos, o cansaço, contudo não podemos negar a oportunidade de acompanhar ainda mais de perto suas conquistas.

Um dia de cada vez

MANU, 04 ANOS E 10 MESES

Estamos praticando o isolamento social há mais de 90 dias e isso, por si só, não é fácil, sem escola e terapias presenciais, saídas bastante restritas, nos abstendo da convivência de familiares e amigos, trabalhando em *home office*, cuidando da casa e fazendo o possível para manter uma interação efetiva com a Manu. Apesar das dificuldades, somos gratos por estarmos bem de saúde e, por mais que conciliar o *home office* com a vida em casa não seja uma tarefa simples, sabemos que, nesse momento, é um privilégio.

Em alguns dias, as atividades das terapias são feitas com um sorriso no rosto, em outros, ocorre choro, negação, em especial nos momentos que precisam ser filmados para que a profissional consiga visualizar a forma que ela está falando. Quando o choro aparece, optamos por deixar a atividade de lado e retomar em outro momento. Em algumas situações, eu, como mãe e gente, também perco a paciência, quero insistir, me frustro, mas, depois de respirar, percebo que realmente não é momento para tal atividade. Já aconteceu de tentarmos a mesma atividade em mais de três momentos diferentes e depois, mudando de estratégia, eu apenas interagindo e o pai filmando, e ela não percebeu e tudo aconteceu com fluência em minutos.

Tem coisas simples que, de vez em quando, se tornam difíceis, fotos e filmagens não são bem aceitas, mas são importantes em algumas situações. No mês de maio, a professora da Manu fez aniversário e, no grupo de *WhatsApp*, as mães inseriram vídeos e áudios de seus filhos para parabenizar a professora e eu também achava importante registrar o carinho da Manu. Iniciamos sem sucesso, tentamos, mais de uma vez, gravar um vídeo. Pensamos, então, em fazer uma foto simples, mas também, de pronto, não conseguimos. Propus então que ela fizesse um cartão utilizando guache, depois sugerimos que ela escolhesse uma roupa que ela gostasse muito para tirar a foto segurando o cartão... e não é que a homenagem ficou linda?! Da forma dela, ela foi mostrando o que não queria e, quando chegamos em algo que ela gostou, a aceitação foi excelente. Mais uma vez, ela nos mostra que nem sempre o caminho que pensamos ser o melhor realmente é para ela.

Estar a maior parte do tempo dentro de casa e tendo ciência que o momento em que vivemos enquanto sociedade, enquanto brasileiros é dramático, soma-se a rotina que tornasse maçante acaba apresentando dias cinzas. Durante a pandemia parece que a quantidade do cinza ficou mais intensa.

Alguns dias atrás, eu estava bastante triste. Como de costume, a Manu me convidou para deitar (uma das coisas que ela mais gosta de fazer) e me disse "mãe tu é quiida", suas pernas se movimentavam muito e complementou "você é a melho do mundo". Isso me fez tão bem. Naquele mesmo dia, ela me pediu para colocar um vestido após o banho, ela queria ficar linda. Mesmo assim, eu ainda não tinha ainda abstraído meus sentimentos e emoções turbulentos devido as próprias dores do mundo, precisei caminhar. Coloquei minha máscara, meu álcool em gel no bolso e, seguindo todos os protocolos de distanciamento, num final de tarde, a Manu ficou com o pai e eu simplesmente andei. Durante a caminhada, mais observei do que pensei, mas depois que voltei para casa, consegui compreender tudo que a Manu me falou. Eu estava valorizando mais o lado negativo nas pessoas e em mim mesma. Lembrei o quão é importante elogiar, agradecer e procurar enxergar o melhor das pessoas e situações. Isso me trouxe um novo ânimo.

Um dia após o outro, reafirmamos que a Manu é, para nós, um presente, uma jóia rara — nossa pérola. Todas as crianças trazem esperança, mas, tratando-se de crianças raras — com síndromes raras —, a partir de tudo que a gente vive, não consigo olhar sem agradecer e aprender com ela. Isso não é romantismo, ingenuidade, minimização de situações difíceis, ao contrário, o olhar, os sorrisos, as perninhas se movimentando inquietas quando deita, as palavras que começam a ser mais compreensíveis trazem tanto. Você, mãe, você, pai, você, profissional: quais os sinais de seu filho (a) ou paciente que mais te ensinam a observar e valorizar o belo?

No topo da montanha-russa
MANU, 04 ANOS E 11 MESES

Em julho de 2019, realizamos uma ressonância magnética de crânio na Manu. Foi motivo de muita angústia, em especial devido ao neurocirurgião, indicado pelo neuropediatra dela, ter cogitado a existência de um tumor, já que, comparando à ressonância que realizamos em 2016, o nódulo aumentara.

Como fizemos os exames em locais diferentes, pedimos ao neurocirurgião para realizar mais um exame antes da possível cirurgia. O médico autorizou, tendo em vista que o nódulo ainda era pequeno e, possivelmente, benigno. Solicitou que a nova ressonância fosse realizada no intervalo de um ano para avaliar o crescimento nesse período.

Nesse um ano de espera, enquanto mãe, eu tinha esperança que não fosse necessária a cirurgia. Rezei muito. Além das orações, quando colocava ela para dormir, impunha uma pedra violeta sobre a face da Manu. Apelamos, enquanto família, para várias crenças e santos.

O tempo foi passando e a esperança foi dando lugar ao medo. No dia 22 de julho de 2020, mesmo com a pandemia, nos dirigimos até o Instituto do Cérebro do Rio Grande do Sul para a realização do exame. Como das outras vezes, a Manu, depois do exame, chorou bastante e ficou um tanto atordoada, mole. Após se alimentar e dormir, o efeito da anestesia, aos poucos, foi passando. O resultado chegou pelo correio em nossa casa no dia 27. Manu e eu estávamos em casa. Ao abrir o exame, tive uma das melhores sensações que já vivi. Era esperado aumento e o que o laudo descrevia era uma diminuição no nódulo. Simplesmente agradeci e uma lágrima escorreu sobre minha face. Sim, milagres existem e esse vivemos!

Quando o meu esposo chegou, socializei a notícia, ele foi mais cético, falou que provavelmente havia sido medido em ângulo diferente. Com a situação da pandemia, optei por marcar uma neuropediatra em uma cidade próxima à que residimos, pois o neurocirurgião que solicitou o exame atende em um hospital da capital e não avaliamos como seguro o deslocamento e a consulta.

A neuropediatra que nos atendeu era jovem e inexperientee afirmou que precisaríamos consultar o neurocirurgião que solicitou o exame, uma referência na área, mas devido à pandemia, poderíamos esperar, já que, de fato, era possível observar a diminuição no nódulo. A neuropediatra ponderou que esta diminuição ocorreu em virtude de o nódulo ser misto — também ter líquido. Este líquido poderia ter sido absorvido pelo organismo.

Depois da consulta, realizada no dia 29 de julho, segui compartilhando a notícia com as pessoas próximas que estavam nos dando força naquele período. Uma dessas pessoas também tem uma filha com a síndrome 9p, mora no Pará e, mesmo que não nos conheçamos pessoalmente, sinto-me tão próxima à Simone. Quando contei, Simone disse: "Greici, que maravilha, vocês estão no topo da montanha-russa, comemorem, cada conquista deve ser muito festejada, vivemos altos e baixos".

O topo de montanha-russa que vivemos com o resultado desse exame é indescritivelmente maravilhoso, motivo de gratidão, momento de avaliarmos nossas decisões e ressaltarmos o quanto é importante, a partir da análise clínica, quando possível, esperar. Sabemos que existe risco de convulsões, mas como o neurocirurgião nos colocou que elas, em geral, acontecem quando os nódulos chegam aos cinco centímetros — o dela media 1,8 centímetros, em 2019, e em 2020 está medindo 1,6 centímetros —, nos possibilita o monitoramento.

Seguiremos acompanhando, realizando ressonâncias, uma vez por ano, consultando os médicos dela, sem desacreditar na ciência, mas, para mim, que era um tanto cética, a crença em milagres está mais presente. Tenho fé que nos manteremos no topo da montanha-russa, porque milagres existem e já vivemos isso em 2020.

A teoria na prática

MANU, 05 ANOS

Ao mesmo tempo que o período de pandemia trouxe inúmeros desafios, em especial para as mães que estão ampliando suas listas de atividades, que já eram grandes, fatos interessantes também são observados nessa convivência integral com nossos filhos.

Eu sou mãe, dona de casa, profissional, acompanho as atividades escolares, terapias e encontro esporadicamente um tempinho para escrever. Enquanto faço almoço e lavo louça, muitas vezes fico analisando as conquistas e dificuldades apresentadas pela Manu. Brincadeiras à parte, a pandemia permitiu-me compreender a construção teórica de Piaget.

Jean Piaget foi um importante teórico que, ao observar o desenvolvimento de seus filhos, construiu a Epistemologia Genética, na qual ele apresenta quatro fases do desenvolvimento infantil. Enquanto Piaget estudou o desenvolvimento infantil, Vygotsky afirmou que desenvolvimento e aprendizagem são processos distintos, mas que estabelecem relações.

Vygotsky indica que há níveis de desenvolvimento, classificando-os em: zona de desenvolvimento real, zona de desenvolvimento proximal e zona de desenvolvimento potencial. Aqui aponto pequenas noções, já que não faço estudos específicos dos autores e tenho a compreensão do quanto a teoria por eles desenvolvida é complexa. Apenas, ao apresentar alguns princípios, consigo visualizar os processos de desenvolvimento e algumas situações de aprendizagens. Sem cair na armadilha de simplificação de conceitos, mas, ao mesmo tempo, com o objetivo de exemplificar que a teoria ganha vida na prática, relatarei alguns dos nossos processos.

A Manu conseguia pular (zona de desenvolvimento real, conseguia fazer a atividade sozinha), mas ainda não conseguia saltar de um local para outro. Por muitas vezes, dei as mãos para que ela conseguisse, mas o salto não acontecia sem essa ajuda. Um dia, além de eu fazer o movimento, abaixei-me e expliquei para ela que precisava colocar força e se projetar para frente (zona de desenvolvimento proximal, criança consegue fazer com ajuda de um mediador). A partir dessa conversa — ver eu fazendo o movimento e ouvir a explicação —, ela disse "entendi" e simplesmente saltou sozinha (zona de desenvolvimento potencial, concretizou na prática o movimento sem auxílio).

Quando ela conseguiu saltar de um local para outro, a partir da compreensão do movimento, minha reação interna foi lembrar da teoria de Vygotsky e dizer para mim mesma "eu vi Vygotsky nesta ação", ou seja, a teoria ganhou um significado especial na nossa prática.

Outro aspecto que também me chamou a atenção foi que o simples fato de dar as mãos, nesse caso, não foi capaz de fazer com que ela conseguisse realizar o salto sozinha, foi necessário também exemplificar, mostrar na prática e descrever o movimento por meio da fala.

Sobre esse complexo que envolve o aprender, eu observara que, em relação à linguagem, ao trocarmos de fonoaudióloga, a Manu ser diagnosticada com apraxia e a profissional passar a trabalhar com imagens que representassem fonemas a serem trabalhados, tivemos um grande aumento no repertório.

Há 12 anos, fui professora de crianças na pré-escola, mais no jardim, com crianças de cinco anos, mesma idade da Manu no período de pandemia. Quando professora desta fase, eu trabalhava a apresentação das letras, dos números, primeiras atividades para escrita do nome, no geral, tinha conhecimento pedagógico deste processo, mas, sendo mãe na pandemia e abarcando as atividades da escola, tive dificuldades, seria, mais uma vez, a representação do velho ditado: "casa de ferreiro, espeto de pau"?

Ao apresentar o caderno com atividades e apenas orientar, não tive êxito. Observei que faltam bases de coordenação motora, noção de espaço, e, para além disso, mais uma vez, o processo de aprendizagem dela se mostrava diferente. Quando tive a ideia de buscar no canal do *Youtube* "Nossa vida com Alice", uma música que ilustrasse as vogais, elas começaram a ser ensaiadas, de maneira natural, no papel pardo, vidros e espelho. Interessante que a música das vogais verbalizava a escrita, aliando a imagem, por exemplo: "Vamos escrever a letra A: sobe, desce e corta".

Muitas vezes, ao ensinar, nos preocupamos em repetir as informações e fazemos isso de forma automática, fui exemplo vivo disso ao tentar ensinar que a Manu saltasse em torno de um ano. No entanto me parece importante observar como as crianças atípicas aprendem. Este aprender, por fazer parte de um complexo emaranhado, pode ser diferente de uma criança para outra. Desta forma, ouso sublinhar a importância do olhar individual, da observação e literalmente da leitura da criança. Ao ler a criança, podemos descobrir indícios de como ela aprende com mais facilidade e, a partir disso, ter estratégias mais eficazes para ensinar, não apenas em contexto escolar, mas nos mais variados processos que envolvem a aprendizagem.

Longe de aqui teorizar, arrisco apenas destacar a importância de olhar cada criança de forma individual e, se tratando de crianças atípicas, esse olhar precisa ser ainda mais carinhoso, observador e propositor, a partir de suas potencialidades e dificuldades. Olhar, acreditar, estabelecer vínculos afetivos, como teorizou Henri Wallon, são, sem dúvidas, caminhos para o desenvolvimento e aprendizagem.

A primeira visita
da fadinha do dente

MANU, 05 ANOS E 01 MÊS

Foi no dia 16 de setembro, na hora da escovação, acompanhada pelo pai, que caiu o primeiro dentinho da Manu. Para mim foi um misto de emoções, não sabia identificar se havia ficado feliz ou triste, o que senti mesmo foi um aperto no coração.

Dias antes, eu percebera que o dentinho estava um tanto torto, comentei com o pai, mas não nos atentamos que os dentes de leite começariam a cair. Cerca de uma semana depois, o que senti no coração chegou até a ponta dos dedos, por meio das palavras digitadas.

O primeiro dentinho da Manu apareceu cedo, surgiram logo de cara dois, próximo aos 6 meses. Lembro que, para mim, aquilo era um motivo de orgulho. Enquanto outras mães diziam: "minha filha não para, rola por tudo", outras "a minha já está engatinhando", eu ficava feliz ao compartilhar que a minha filha já tinha dentinhos e tomava a mamadeira cheia (mamadeira porque, em virtude da hipotonia, ela não tinha força para sugar, então esta foi a nossa saída).

Algo estranho acontece ao juntarem mães de bebês, os principais assuntos são em torno dos filhos e filhas. Até aí, tudo bem! Mas o que acontece é uma competição aparentemente inconsciente, que, muitas vezes, me entristecia, por não ter, naquela época, ideia de que ela poderia ser diferente. Naquelas conversas, eu confirmava que a minha filha ainda não estava se desenvolvendo no mesmo ritmo que os outros bebês da mesma idade, eu comparava, mesmo tendo sempre ciência da unicidade de cada criança. Então para mim, enquanto mãe, os dentinhos ganharam um significado especial.

Ver que o primeiro dente caiu fez-me perceber que minha menina está crescendo. Quero que ela cresça, se desenvolva, voe, mas, ao mesmo tempo, gostaria de congelar alguns momentos.

O dente caiu, a autonomia está aumentando: sim, ela está crescendo! Agora, antes de tomar qualquer simples decisão, como a que desenho quer assistir, ela coloca o dedinho indicador no queixo e afirma: "eu tive uma ideia", então tenta argumentar para justificar sua escolha.

O dentinho caiu, ela está conseguindo subir escadas sem apoio. Como manda a tradição, o dente foi para baixo do travesseiro para que uma tal fadinha trouxesse um dinheirinho em troca, mas, como adultos sabem que essa fadinha é familiar, por aqui ela transformará o primeiro dentinho, aquele de uma relação de afeto, de orgulho, em um pingente para pulseira da mamãe.

A fadinha do dente veio e contou no meu ouvido que, de vez em quando, vai voltar e vai mostrar, no nosso dia a dia, que nossa menina está crescendo, se desenvolvendo e já está alçando seus primeiros ensaios de voo.

Melhor do mundo

MANU, 05 ANOS E 02 MESES

Agora também temos um grupo fechado no *Facebook*, o 9p Brasil, no qual acolhemos familiares e profissionais que trabalham com crianças com alterações genéticas no cromossomo 9p. A cada semana, apresentamos uma temática e os integrantes são convidados a escrever sobre; nesta semana o tema era em torno das evoluções que mais emocionaram a família.

Não foi difícil identificar alguns dos momentos que mais nos alegraram, percebemos, no entanto, que não tínhamos fotos, nem filmagens das vivências exatas, apenas lindas lembranças. Como mãe, sempre quis ouvir "mamãe, eu te amo", temi que esse dia não chegasse, em especial quando ela tinha três anos e falava poucas sílabas.

Estávamos deitados no sofá em família, o dia não recordo, mas Manu já tinha quatro anos. Ela abraçou-me e disse: "tu é a melhor do mundo!", virou para o lado e repetiu a ação com o pai. Foi tão lindo, tão marcante, tão nosso! Até que, no final de semana, o meu esposo contou que viram uma menina que não conhecíamos no corredor do prédio do pai dele e que a Manu disse: "oi, tudo bem?" E a menina respondeu "oi", e ela continuou "tu é a melhor do mundo!". Chegamos à conclusão que não éramos nós apenas os melhores do mundo, mas a memória e a alegria daquela noite nunca esqueceremos.

No início da pandemia, a convivência era apenas entre os integrantes do nosso núcleo familiar. Não estávamos conseguindo realizar as atividades encaminhadas pela escola. Começamos a brincar com as letras em papel pardo, já havíamos brincado com a letra "A" com tinta, massinha, tampinhas, barbante etc, por uns dez dias. Optei, então, por passar para a letra "E" e, em uma manhã brincando livre no quadro com giz, ela traçou sua primeira letra "A". Eu, que tenho uma relação de afeto com palavras escritas e faladas, fiqueitão feliz.

Estávamos brincando de desenhar no espelho, observando que tínhamos olhos, boca, nariz, cabelos... Foi ali que Manu desenhou uma figura humana com as principais características, faltaram detalhes, como pescoço e tronco, mas foi a primeira vez que ela demonstrou reconhecimento do próprio esquema corporal, foi uma sensação de vitória.

Mas, voltando à falta de fotos e vídeos, os melhores momentos que vivemos foram sem a proximidade do aparelho, por isso o registro é daqueles que foram gravados apenas em nossas memórias. Sabemos que, durante a pandemia, o vício com o celular está mais difícil de controlar. Virou trabalho, tornou-se a forma mais fácil de estarmos perto das pessoas que sentimos falta. Somos humanos, tudo isso é compreensível, contudo, em nossa casa, já estamos recebendo notificação: "larga o celular", "o que você está fazendo no celular?". Na altura de seus cinco anos, quase todos os dias, ela nos lembra que as principais conexões que estabelecemos não incluíam este aparelho eletrônico entre nós.

Fácil não é, mas estamos nos policiando para, em alguns momentos, não manter o celular por perto. Durante o dia, quando preciso mandar algum e-mail ou mensagem, explico para ela: "agora a mãe vai responder algo para o trabalho" ou "agora vou escrever para uma amiga". Mesmo com os desafios deste momento, a nossa conexão, enquanto família, precisa ser maior do que com as redes, mesmo que possamos perder fotos e vídeos, algumas lembranças ficam lindas apenas em nossas memórias.

E quando não está na cara?

MANU 05 ANOS E 03 MESES

Desde o lançamento do filme *Extraordinário*, mais de uma amiga o indicou para que eu assistisse: "você tem que assistir esse filme! É maravilhoso!". No entanto minha escolha para aproximar-me da história foi ler o livro de R. J. Palacio, com o mesmo título e que inspirou o cinema.

Um livro sensível, diria eu, magnífico, no qual a autora, além de contar a perspectiva do menino August Pullman, apresenta capítulos com excertos da vida de outros personagens. A autora permite a reflexão diante das dificuldades de cada um, afinal todos os seres humanos têm problemas, e, ao mesmo tempo, aborda com muito respeito e empatia a situação do August. Terminei o livro e não consegui parar de pensar na nossa experiência e de tantas outras famílias: e quando a diferença não está na cara?

Confessarei, sob meu ponto de vista, parece mais difícil descobrir que a diferença existe quando ela não é visível. Sempre quis amamentar e até colocava Manu no peito, fiz consultoria de amamentação, mas, para a enfermeira que nos acompanhou, tudo que fazíamos parecia correto, no entanto a Manu sugava com pouca força, então eu não produzia leite suficiente. Ela podia ficar uma hora no peito, porém, quando saía, chorava de fome. Não estava na cara, não tinha ideia que ela tinha hipotonia, naquele momento não chegamos à conclusão que poderia ter sido importante procurar uma fonoaudióloga.

Não estava na cara e, quando eu comentava com meus familiares que Manu não estava conseguindo alcançar os marcos do desenvolvimento na faixa de período considerado "normal", minha mãe achava que estava "procurando pelo em ovo", minha irmã também.

Hoje consigo olhar para trás e agradecer àquela sensação que eu tinha, havia, sim, algo diferente, mesmo não estando na cara. Mesmo sem diagnóstico, iniciamos a estimulação, aproveitando uma fase riquíssima, e, hoje, já estamos colhendo frutos.

Outro dia conversava por *WhatsApp* com o pai de uma menina com a mesma alteração genética de minha filha e comentávamos sobre a falta de estudos, importância de estimulação e os raros diagnósticos que, muitas vezes, fazem com que pais e professores "apaguem apenas os incêndios".

Os exames genéticos mais complexos são caros, a fila no sistema público é imensa. Lembro-me que quando atuei como professora observava algumas crianças com bastantes dificuldades de aprendizagem, na época, inclusive, eu tinha receio de encaminhar ao neuropediatra, conhecia mais de um caso de encaminhamento e diagnóstico. De cara: "Transtorno de déficit de atenção com hiperatividade", aliado à medicação extremamente forte. Tenho consciência de que nem todo atraso é resultado de alteração genética, mas não seria muito melhor pecarmos pelo excesso? Por meio da realização de exames e com um sistema de saúde que fosse efetivo também para as pessoas que não têm condições de pagar por eles.

Logo que recebemos o diagnóstico, meu esposo e eu tivemos medo de não dar conta do nosso desafio morando longe de nossa família. Como funcionária federal, sabia que minha instituição não tinha vagas disponíveis na cidade de nossa família, pedi transferência por motivo de saúde. Uma das piores experiências que tive na vida. Eu passei com a Manu por junta médica, não deixaram nem meu esposo entrar conosco na sala para ajudar a segurar a criança de dois anos e alguns meses. Entrei segurando-a no colo e me desdobrei para mostrar os exames, enquanto tentava acalmá-la para parar de chorar e, ao mesmo tempo, tentava em vão argumentar nossa necessidade. Em outras palavras, ouvi da presidente da junta "esse pedido não cabe, se você precisa da ajuda de sua família, não é problema dessa junta". Levei diversos exames, além do diagnóstico, da alteração em ressonância, mas não estava na cara, o "problema" era meu e precisaria resolver de outro jeito.

Por não estar na cara, mesmo tendo diagnóstico, ouvi da fonoaudióloga, que a atendia, que ela era preguiçosa, dominadora e que outras crianças, em situações muito mais difíceis, respondiam.

Imagino o quanto esse texto pode parecer forte para o leitor, mas, às vezes, precisamos que algumas situações sejam mesmo apresentadas na realidade em que os fatos foram vividos para, de certa forma, clamar por empatia, pois nem sempre a diferença está na cara.

Pássaro livre

MANU, 05 ANOS E 04 MESES

Logo que escrevi a crônica "As diferenças e as crianças", pensei em não publicá-la. Li algumas postagens de ativistas da inclusão levantando a comparação feita entre crianças com deficiência a super-heróis como uma manifestação do capacitacismo.

Fiz uma autocrítica: seria eu capacitacista? Quase um ano depois, consigo entender e decido manter esta crônica e, contando um pouquinho sobre mim, explicarei a decisão. Na Pedagogia, fui uma acadêmica ativa, estudiosa e propositiva, fui presidente de turma, presidente de diretório acadêmico, meus posicionamentos tendem a ser assertivos. Lembro que, em uma aula de Psicologia, fiquei bastante incomodada quando a professora fez uma dinâmica, na qual precisaríamos falar sobre os colegas, não lembro como descrevi a minha colega, no entanto não esqueci a descrição feita a mim — pássaro preso — pelo fato de ter muitas ideia, e pela hipótese de que, na sociedade, eu não conseguiria pô-las em prática.

Em torno de dois anos depois, me formei e, na formatura, respondi que nunca seria um pássaro preso. Comprei um passarinho, coloquei em uma caixa e, quando chamaram meu nome, abri a caixa e literalmente soltei o pássaro, foi uma confusão na plateia para conseguirem segurar a ave. Alguns comentaram "que legal, você soltou um pássaro branco simbolizando a paz". Na verdade, a intenção não foi simbolizar a paz, mas, sim, mostrar meu lugar enquanto pedagoga, um pássaro livre.

Não gosto de me encaixar fixamente em uma teoria, me incomodam livros que apresentam dez segredos para felicidade. Enquanto seres humanos, acho um tanto complicado seguir receitas postas como as únicas eficazes para obtermos sucesso. A vida para mim é tão somente sobre como cada um imprime suas próprias digitais ao escrever sua história singular. Por que eu teria que ser enquadrada como capacitacista por não ver problema nenhum em minha filha se identificar com heroínas, se eu fui uma criança típica e sempre adorei me colocar no lugar da Mulher Maravilha?

Falar, escrever e tentar viver a empatia na prática, a cada dia, ensina-me mais sobre o respeito às formas dos outros verem e construírem seus processos. Eu acredito no potencial de minha filha e aposto na estimulação a partir de estudos teóricos e pela materialização desse ideal no desenvolvimento de Manu. Agora, em hipótese nenhuma, direi às pessoas: este é o único caminho, apenas a partir dele vocês terão êxito. Conto nossa história, apresento argumentos, mas a escolha por caminhos a seguir deve ser feita por cada família. As famílias que sentem dificuldades em fazer suas próprias escolhas podem, sim, pedir ajuda a profissionais: pedagogos, pediatras, geneticistas, neurologistas, terapeutas ocupacionais, fonoaudiólogos, psicólogos, psicomotricistas, enfim, para os profissionais dispostos a ouvir e contribuir no desenvolvimento de seus filhos.

Hoje me considero profissionalmente realizada, minha atuação na prática em nada lembra um pássaro preso. Amo meu trabalho porque nele posso ser quem sou, colocar meus pontos de vista, ouvir os posicionamentos dos colegas, consigo, de fato, no meu papel de pedagoga, contribuir com a instituição que trabalho — e isso me constitui enquanto pássaro livre.

E se alguém, que não conhece nossa história, chamasse a Manu de heroína, anjo ou especial, qual seria a minha reação enquanto mãe que se considera livre de enquadramentos? As palavras ganham vida a partir dos contextos que são ditas e da verdade que trazem, se você, de fato, acredita que uma pessoa com deficiência merece ser chamada de herói por admirar sua superação isso é bem-vindo. Carregado de pena, não. Seria hipocrisia, porque, na verdade, não é o que você pensa. Em um mundo tão carente de empatia, em que as pessoas ainda demonstram medo de se aproximar das crianças com deficiência, em algumas situações, por não saber o que falar, como poderíamos levar a informação sem afastar ainda mais a sociedade?

A intenção está longe de colocar no colo das famílias a responsabilidade em relação à empatia da sociedade, entretanto creio que cada um de nós pode se perguntar se sua fala permite que as pessoas se aproximem. Você pode pensar diferente de mim, se identificar com alguns textos, com outros não, isso não é ruim, ao contrário, o diferente possibilita a reflexão, o parecido nos mostra que não estamos sozinhos. Em algumas situações, o seu posicionamento pode ser semelhante, em outras, contrário, é assim que nos constituímos como seres únicos e, ao mesmo tempo, sociais, por, junto com o outro, pensar e repensar sobre nossas posturas e crescermos enquanto seres humanos. Terminamos este texto assim: se você já sonhou ou acha ser uma heroína interessante na sua realidade, tudo bem! Se não, tudo bem também! Neutralidade? Não seria o caso, desde que o que você pensa e o que você diz seja carregado de coerência e representea sua verdade.

Não, não dou conta de tudo

MANU, 05 ANOS E 04 MESES

Há alguns dias não me sentia bem, tive febre, dores no corpo, diarreia, dor de garganta, e, na terça-feira, acordei com um forte peso na cabeça. Terminei de lavar a louça e deitei, Manu insistia para que eu brincasse com ela, expliquei que não estava me sentindo bem, que estava fraca. Senti os braços formigarem e o sangue escorrer logo abaixo da pele.

Enquanto me sentia mal, minha irmã me encaminhou uma mensagem pelo *WhatsApp* perguntando como eu estava, minha chefe escreveu indagando se eu tinha esquecido da reunião e minha mãe ligou. Respondi que não estava me sentindo bem. Liguei para o meu esposo e pedi que ele saísse do trabalho para me levar ao hospital. Ainda antes de ele chegar, encaminhei um e-mail cancelando uma reunião marcada para o final da tarde, tinha a forte sensação que precisaria ser internada.

Troquei de roupa e fomos os três para o hospital. Na consulta, relatei meus sintomas e a sensação que estava tendo foi atribuída a uma possível reação ao antialérgico ingerido na noite anterior, pois era provável, diante dos sintomas, que eu estivesse com Covid. Fui, então, encaminhada para testagem.

Minha mãe, ao desligar o telefone, preocupada e seguindo o instinto materno literalmente largou tudo. Arrumou a mala, pegou o primeiro ônibus com destino a Bento Gonçalves, viajou mais de seis horas e veio nos ajudar, afinal se eu precisasse internar: quem ficaria com Manu?

Ao abrir o exame, na sexta-feira, verifiquei o resultado: negativo. Achei muito estranho ter tantos sintomas, passar tão mal na terça-feira e não estar contaminada pelo vírus. Contei para minha irmã e relatei não compreender o que tinha acontecido, já que a hipótese de reação alérgica ficava menos lógica — o antialérgico que tomara era o que eu sempre utilizava. Minha irmã respondeu em uma palavra: psicológico!

Minha primeira reação foi não acreditar que tudo aquilo era psicológico, afinal: estava tudo bem! Sábado de manhã, entretanto, ao conversar com o grupo de mães que administram o grupo 9p Brasil, contei o ocorrido e relatei também não acreditar no motivo psicológico. Foi, então, que uma das mães contou que tivera sintomas muito semelhantes e também recebera o resultado negativo para Covid. E outra mãe alertou: "vocês não têm ideia do que o psicológico fez comigo antes da cirurgia que meu filho precisou passar".

Depois daquela conversa virtual, pensei e concluí: estou cansada! Sobrecarregada, tentando dar conta de tudo. Não é fácil, ao mesmo tempo, no mesmo ambiente, ser mãe, dona de casa, trabalhar, ter medo de retomar a escola e as terapias presenciais sabendo que o vírus ainda circula e não deixamos de ser grupo de risco. No contexto mais amplo, no país em geral, tudo parecia estar voltando ao normal, no entanto eu, talvez, insegura com essa retomada, de maneira inconsciente, tive os sintomas. Ninguém mais na minha casa teve, bingo! Apenas eu aparentemente havia sido contemplada e este seria, sob o meu ponto de vista, o melhor cenário para retomar a vida.

Depois de entender o que tive, refleti sobre a nossa rede de apoio: ela é pequena; entre as pessoas, tenho uma amiga que está afastada do trabalho, devido ao doutorado, e que, a partir de combinações prévias, se dispõe a ficar com Manu, caso eu precise. Há também uma colega nova no trabalho, que já é mãe e está se encaminhando para o final de sua segunda gravidez. Ela também já se dispôs a contribuir. Meu esposo tem um intenso horário de trabalho, nossa família mora em outra cidade, a Officina da Criança, muito mais que uma escola é parte de nossa família, parceira e, durante a pandemia, faz muita falta.

Para cuidar, é fundamental também ser cuidado. Durante a pandemia, engordei sete quilos, desde março não faço mais mechas no cabelo, minhas unhas estão um lixo, esquecidas. Além da questão física, também preciso olhar com carinho para o meu emocional, me cobrar menos e deixar de me preocupar com a aprovação dos outros. Compreendi a tempestade desencadeada no meu corpo e, já que quem cuida, precisa de cuidados, iniciarei comigo, cuidando também de mim.

As terapias em 2020

MANU, 05 ANOS E 04 MESES

Iniciamos 2020 com uma pausa; e, em fevereiro, retomamos as terapias com toda disposição, mas, assim como boa parte da população mundial, também fomos pegos de surpresa pela pandemia. Quase nada foi como havíamos planejado e como lidamos com isso? Nos adaptando com a realidade apresentada.

A princípio, optamos por manter as terapias, mesmo que não de forma presencial. Terapia Ocupacional, Fonoaudiologia e Psicomotricidade. Na Terapia Ocupacional, as atividades eram encaminhadas por *WhatsApp*, fluiu muito bem, algumas atividades permitiram que a Manu contribuísse nos afazeres domésticos, fizemos pastéis, bolachas, não tenho certeza, mas fortes indícios que isso a aproximou da autonomia e do desejo de contribuir. Manu se dispôs a ajudar a lavar a louça e agir de forma autônoma. Um lanche que se tornou rotineiro em nossa casa foi a vitamina com frutas.

Não lembro o dia exato, mas acredito que tenha sido no início do mês de novembro: eu comentei em voz alta, que pegaria algo no quarto e depois faria a vitamina. Ao voltar, tive uma surpresa. Ela estava sobre a cadeirinha na pia, picando uma banana. No começo, fiquei receosa, ela estava usando a faca sozinha, mas, como esta tinha pouco fio, deixei e de lá para cá sempre que é feita a vitamina, ela já assume o protagonismo de descascar, picar banana e mamão, e, até ensaia o colocar açúcar.

Em específico, quanto às atividades da fonoaudióloga, inicialmente buscávamos impressas na clínica e as realizávamos em casa, filmando e encaminhando o retorno para a profissional. Nas primeiras vezes, as filmagens foram bem difíceis, eu conduzia e tentava filmar, ela chorava. Diante disso, passamos a realizá-las aos domingos, eu conduzindo e o papai filmando, o que tornou as situações mais tranquilas. Tentamos, duas vezes, fazer o atendimento *on-line* e foi bastante complicado. Seguimos até o início de outubro buscando atividades lúdicas, supercriativas, na clínica, filmando e encaminhando os vídeos, no entanto ficou complicado para a profissional acompanhar o desenvolvimento da linguagem da Manu, e os envios foram pausados. Mesmo que os atendimentos fossem diferentes, não podemos negar nossa alegria em acompanhar mais de perto as evoluções, que foram muitas: novas frases incorporadas ao vocabulário, as primeiras músicas cantadas. De fato, nem tudo era compreensível, mas o salto foi gigante.

Iniciamos a Psicomotricidade também recebendo atividades por *WhatsApp*, mas a pandemia também abalou nossas estruturas financeiras, então ela foi interrompida. Comentei com um dos pais do grupo 9p que estava com bastante dificuldade em realizar as atividades encaminhadas pela escola. Este pai compartilhou nossa situação com o psicomotricista que atendia a filha deles em São Paulo,

Sérgio Nacarato — faço questão de nomear — e ele entrou em contato comigo.

O Sérgio colocou-se à disposição para nos ajudar, por meio de uma experiência *on-line*. De início, além de todas as dúvidas sobre a adesão às atividades por parte da Manu, não estávamos podendo arcar com os atendimentos. Como estudioso e humano, ele abriu mão de receber os honorários nos primeiros três meses. Foi, e está sendo, uma grande experiência.

Nas primeiras sessões, no início do mês de agosto, Manu surpreendeu, não demonstrou a resistência que eu imaginava com atividades envolvendo rastejar, rolar, andar com quatro apoios, bola de Suíça. Em resumo, tivemos excelentes resultados. Coordenação motora e equilíbrio melhoraram muito. No dia 15 de dezembro, fomos até uma pracinha próxima de nossa casa, com equipamentos para ginástica ao ar livre, ela subiu em um dos equipamentos, começou a movimentar os braços, as pernas e, no final, deu até showzinho sem segurar as mãos. Ao andar em uma corda, ela já consegue dar passos em linha reta. Sobre o andamento das sessões, em algumas, ela estava mais disposta, em outras, como brinca o Sérgio, parece ter tomado Nescau com pólvora. Também ocorrem os dias da preguiça. No final de 2020, estava tão à vontade que quis fazer gracinha.

Com o Sérgio foi estabelecido um excelente vínculo, mesmo que de forma virtual. Com ele, nos atendimentos, a Manu tem a oportunidade de brincar, se desenvolver e ser feliz. Eu, como mãe, auxilio na execução das atividades e também troco ideias sobre o desenvolvimento dela. Como estudioso, ele sempre traz contribuições valiosas. A dificuldade na contagem e na relação quantidade, ele está trabalhando a partir da contagem no próprio corpo — quantos olhos você tem? E nariz? — Outro dia, cogitei que ela estava um tanto ansiosa, pois mal eu terminava de falar acerca de algo que faríamos algo e ela já estava executando; ele ponderou que ela precisaria compreender os conceitos de antes e depois, não tive como deixar de concordar. Por esta parceria a distância, só temos a agradecer.

Não posso negar que 2020 exigiu muito de mim enquanto mãe, afinal sou eu quem acompanha, ainda mais de perto, toda a rotina da Manu, aliando trabalho e cuidados da casa. Em alguns momentos, senti-me exausta, mas, ao mesmo tempo, foi tão bom acompanhar de perto tantas conquistas. Para 2021, ainda que a pandemia não tenha acabado, cogitamos retomar nossas atividades com todos os cuidados, já que a pediatra nos alertou que não há previsão de vacinação para crianças, tendo em vista que os testes não foram iniciados com este público. O ano de 2020 foi, sim, difícil, porém intenso e cheio de aprendizados, ao final, agradecemos muito.

Sobre congelar o tempo

MANU, 05 ANOS E 05 MESES

2020 foi um ano que balançou nossas certezas, foi difícil e, ao mesmo tempo, vivido com tanta intensidade. Para nos despedirmos dele, escolhemos passar a virada de ano em uma praia. Loucura? Hipocrisia? Não, pura necessidade de sentir a brisa do mar no rosto e a água salgada em nossos pés.

Uma amiga está construindo casa numa praia e, ao conversamos via *WhatsApp*, ela disse ser suspeita, mas acreditava que lá encontraríamos o sossego que buscávamos. Fomos de carro, alugamos uma casa para ficar apenas nós três, nos perdemos no caminho e, até isso, foi motivo de risadas. A Manu lembrou de um episódio da Peppa Pig — desenho infantil veiculado no Canal Discovery Kids — e começou a narrar: "sobe, desce e volta".

Logo que chegamos, tivemos a certeza de termos feito a escolha certa, a praia era tranquila, a faixa de areia extensa possibilitava mais de 50 metros de distância entre os guarda-sóis. A Manu aproveitou cada detalhe, as ondas, a areia, o colocar areia nas plantinhas para, segundo ela, deixá-las mais fortes para quando chovesse.

Houve, entretanto, um episódio à parte e foi ele que inspirou este texto: uma praia privada. Explico: num dos dias, a maré subiu, a faixa de areia ficou menor e as ondas encontraram os buracos que haviam sido utilizados para retirar areia e possivelmente construir os famosos castelos. Esta poça transformou-se em uma praia privada— Ali, Manu pulava, caía, gargalhava, levantava e se jogava de novo. Primeiro, apenas observei, encantada, o motivo de tanta alegria. Observei de forma inteira, ali, o tempo parou. Ali, naquele instante, o mundo poderia acabar, pois eu estaria plena.

Na plenitude, vivemos "o mais simples como o mais importante". A estrofe da canção do memorável Renato Russo eternizou-se naquele momento. Momento que me fez lembrar de tantos outros, enquanto a brincadeira se repetia. O primeiro beijinho, as primeiras palavras, a primeira música, a primeira vez que correu — já que quando andou eu ainda não sabia aproveitar a beleza de cada detalhe —, o primeiro salto, a primeira letra, as primeiras iniciativas.

Ser mãe de uma criança rara traz tantos desafios, mas um aprendizado e uma forma de ver a vida que eu jamais imaginaria vivenciar. Cada conquista, cada sorriso, tem um valor que dinheiro nenhum é capaz de pagar. Sim, a gente tem o poder de congelar momentos! Pela intensidade deles e por todo o processo que passamos até chegarem ou até atingi-los, quando acontecem literalmente o mundo parece parar e nos sintonizamos com o divino. Em algumas vezes, choramos de emoção; em outras, rimos junto, naquele dia, eu, porém, só parei no presente e contemplei a alegria a partir do simples. Depois disso tudo, eu só sei dizer: Obrigada, Manu, pelo privilégio de ser sua mãe! Que possamos juntas congelar muitos momentos.

Ele é um boneco?
Por que ela fala como um bebê?

MANU, 05 ANOS E 05 MESES

Estávamos na praia e, como o local era muito tranquilo, em uma noite nos sentimos seguros e resolvemos ir a uma pizzaria, algo que não fazíamos há bastante tempo. Fizemos o pedido, estávamos jantando, quando chegou um homem com nanismo. Na mesma hora, a Manu mudou de comportamento, olhou para ele e disse baixinho para mim e para o pai: "olha, é um boneco!". Corrigi, explicando que não, que ele era uma pessoa, por menor, era diferente, tinha nanismo, era um anão.

Mesmo com a explicação, a Manu seguiu olhando e percebeu que ele se dirigiu até o banheiro, enquanto o papai havia se dirigido ao caixa para acertar a conta. Ela que não gosta muito de ir ao banheiro, insistentemente disse que precisava ir até lá.

Fomos até o banheiro, no entanto a porta feminina não era a mesma que a masculina. Eu, na hora, compreendi que ela queria ir ao banheiro para ver mais de perto o homem com nanismo, mas sabia que seu plano não daria certo, mesmo assim a levei ao banheiro e, em seguida, nos dirigimos ao carro. Ao chegarmos no carro, segui explicando para a Manu que todos somos diferentes e precisamos respeitar as diferenças, comentei que o anão era uma pessoa como qualquer outra, ela compreendeu e disse: "é que eu nunca tinha visto uma pessoa assim".

A diferença desperta nas crianças curiosidades e nós, enquanto adultos, precisamos falar, de forma aberta, sobre elas. Aquele episódio foi encerrado e ela conseguiu entender que se tratava apenas de uma pessoa de altura menor. Voltamos para casa, dias depois a Manu estava brincando com uma criança, um pouco mais nova que ela, eu estava próxima e a criança se dirigiu a mim e perguntou: "Tia, por que a Manu fala como um bebê?"

Sabia que isso aconteceria em algum momento, no entanto eu não estava preparada. Na hora, observei a expressão da Manu, se entristecendo. Expliquei que a Manu tem dificuldades para falar, mas que se esforça muito e que já está conseguindo falar muitas palavras. Respondi, mas chorei por dentro.

Minutos depois, ouvi alguns passarinhos cantarem e pedi: "Manu, assobia", e a Manu atendeu, pedi, então, que a criança também assobiasse e ela disse não saber. Aproveitei, e mais uma vez, abordei as diferenças, enfatizando que algumas pessoas têm mais facilidade para uma coisa, como no caso dela falar, e dificuldades em outras, como no caso, assobiar. Nos despedimos da criança naquele dia, mas eu segui triste: primeiro por achar que não tinha conduzido da melhor forma; segundo por ter uma prévia de outras situações que nossa filha poderá vivenciar e, terceiro, por me achar uma verdadeira bruxa malvada, ao aproveitar o momento para dizer àquela criança que ela também não sabia tudo.

Compreendi que eu precisava desabafar com quem entenderia o que eu estava sentindo, mandei uma mensagem no grupo de *WhatsApp* das administradoras do 9p Brasil. As mães das crianças mais novas acolheram-me e a mãe de um dos meninos mais velhos, a Shirley, me abraçou virtualmente. Abraçou-me ao dizer que eu não havia sido muito dura com a criança, que é importante a compreensão de que todos temos limitações. Sublinhou o fato de ninguém, com qualidades e dificuldades, ser melhor ou pior que alguém. Contou que o filho sabe da síndrome desde muito cedo, relatou várias experiências que tiveram e que sempre trabalhou muito a autoestima dele, mostrando as diferenças em situações corriqueiras.

Infelizmente, o *bullying* ainda existe, o diferente, para muitas crianças maiores, adolescentes e, até, adultos, ainda é motivo de piada, de deboche. Por isso, desde muito pequenos, nossos filhos precisam entender sobre diferenças e sobre o respeito a elas. Sem dúvidas, quando certas situações acontecem, aproveitamos para falar sobre a diversidade, mas como muito bem enfatizou Shirley, não precisamos esperar as situações acontecerem para conversarmos com nossos filhos sobre. O empoderamento precisa iniciar cedo, nossas crianças vão para o mundo e sua autoestima, assim como a nossa, precisa ser fortalecida para dar conta de um mundo que nem sempre é inclusivo e acolhedor.

Recomeço

MANU, 05 ANOS E 06 MESES

Depois que a pediatra da Manu nos alertou sobre a falta de previsão para a vacinação de crianças e sobre a importância de, com todos os cuidados, retomarmos a escola e as terapias, refletimos acerca dos retornos. Optamos por nos inteirar das políticas da escola neste momento de pandemia e voltar a contatar as terapeutas.

Na escola, por mais que existam inseguranças, é possível notar os cuidados aos protocolos, medição de temperatura, higienização nas salas três vezes por dia, uso de máscaras, turmas ainda menores — na turma da Manu, há apenas mais quatro crianças. Assim, mesmo com muitas incertezas, absorvemos a ideia e optamos pelo recomeço no início do ano letivo, metade de janeiro.

Decidimos manter a Manu na mesma turma do ano anterior, ou seja, os colegas que ela havia convivido pouco no ano anterior seguiram e ela permaneceria. Por que tomamos esta decisão? Por mais que algumas autoridades sejam contrárias, minha experiência e atuação na área sinalizam a educação infantil como a base de todo processo educacional. Não sou engenheira civil, nem arquiteta, mas sempre ouvi que, para construirmos uma casa, a base precisa ser sólida, caso contrário, podem aparecer rachaduras nas paredes e, em casos mais sérios, ocasionar acidentes, como lajes que rompem. Na educação não é tão diferente, se o início não apresenta uma boa sustentação, as dificuldades tendem a aumentar com o passar dos anos escolares.

Em 2020, ela cursou o que, na escola, é denominado Jardim I, período em que se aprende a utilizar o caderno, são traçadas as primeiras letras, números, além de outras habilidades globais. A partir das atividades que recebíamos, foi possível acompanhar dificuldades, conquistas e ter a dimensão que não conseguimos atingir o necessário para que ela pudesse prosseguir sem apresentar dificuldades maiores logo em frente.

Ela voltou à escola no dia 18 de janeiro, achávamos que, devido ao isolamento social, passaríamos por um novo período de adaptação, e não é que, mais uma vez, nos engamos. Dá para acreditar? No primeiro dia de aula, ela estava combinando um churrasco com uma colega! Sim, foi o que a professora contou ao papai ao ir buscá-la. E Manu complementou em casa citando que o pai da amiguinha iria ao mercado e ela dormiria na casa da colega... É, Manu está crescendo!

De janeiro até o início de março, os dias na escola eram de pura animação, agora ela já consegue contar um pouquinho do que fizeram, e isso é tão bom. Porém, em março, tivemos um pico de contaminações de Covid-19, hospitais lotados, indicação de bandeira preta, o que, no Rio Grande do Sul, indicava apenas a abertura de estabelecimentos considerados essenciais. Ainda que a educação infantil tenha sido considerada serviço essencial, as atividades pararam via mandato judicial. Isso indica a probabilidade de, em 2021, enfrentarmos mais pausas e recomeços. As terapias foram iniciadas em primeiro de março, mesmo com restrições do momento, optamos por recomeçar, já que não foi fácil organizar a agenda com as profissionais. Este ano temos novidade, o atendimento da terapeuta ocupacional e da fonoaudióloga será integrado, a proposta interdisciplinar busca o atendimento integral da criança, e eu achei muito interessante.

A primeira sessão, depois de praticamente um ano afastada do presencial, foi mais para observações. Manu, mesmo um tanto tímida na entrada, respondeu bem e, no final da sessão, as profissionais teceram apenas elogios. Esperamos que, no decorrer dos meses, possamos compartilhar conquistas desta nova experiência.

A maternidade rara

MANU, 05 ANOS E 08 MESES

O Dia das Mães se aproxima, e há tempos penso sobre a maternidade atípica, sobre este *raro maternar*. Ser mãe atípica não é algo planejado, algo que, em geral, faça parte do sonho das mulheres, na verdade, normalmente, nem em hipótese a maioria cogita. Como nos contos de fada, acreditamos que a chegada de um bebê tornará a família feliz para sempre. E quando algo acontece diferente do imaginado? Qual é a nossa reação? Não vou negar, de início, assusta, e a pergunta "o que fiz para merecer ser esta maternidade?" nos acompanha por um tempo e, com ela, a dor e a sensação de, nessa história, sermos o patinho feio.

O tempo vai passando, nossas feridas vão cicatrizando, aos poucos percebemos que há beleza. O patinho feio se transforma em um lindo cisne. Como a diferença ensina! Como o acompanhar todo o processo permite celebrações a cada conquista! Como aprendemos que o tempo não está sob nosso controle!

Ser mãe atípica não é fácil, exige entrega, somos humanas, também cansamos, mas, a cada dia que passa, se fortalece a certeza de que aquela criança rara foi feita sob medida para compor uma linda história de amor incondicional. De vez em quando, esta história apresenta desafios que nos desestabilizam, o desespero bate na porta, as lágrimas caem, mas nos impregnamos de fé, abraçamos Deus, com Ele superamos e saímos da experiência ainda mais fortes.

Ser mãe rara é assim, aprendemos com a turbulência, a montanha-russa de emoções, muitas vezes, é nossa companheira. Também há dias em que o sol surge tão intenso, a alegria de nossos filhos com o vento batendo no rosto ou com uma simples poça de água nos inunda: como eles nos ensinam sobre o valor do simples! A história é assim, se constrói a cada dia, e a mãe atípica é uma das personagens principais, vestida de amor, garra e fibra, faz parte de cada momento, de cada detalhe, ela também é única, ela também é rara.

Irmãos

MANU, 05 ANOS E 09 MESES

Vivemos tempos estranhos, Anne Frank contou em seu diário que, no período da Segunda Guerra e do Holocausto, o pior da humanidade havia se manifestado. A pandemia de Covid-19 desencadeou um misto de sentimentos e, em muitos momentos, outras graves sombras da humanidade se apresentam. O cansaço em tempos de incertezas e a sensação de viver no limite sinalizam o egoísmo de muitos, os julgamentos pouco reflexivos de outros, as notícias falsas propagam-se, a falta de amor próprio e pelo outro ecoa com intensidade. Em meio ao caos, também encontramos os dispostos a olhar para seu íntimo, acolher suas feridas e melhorar enquanto pessoa. Eu mesma, por mais que tenha sempre em mente aprender com as situações, já me peguei sendo egoísta ou emitindo opiniões que não seriam de minha alçada.

Creio que o desgaste emocional está afetando, inclusive, a fragilidade de minha saúde. Em 13 de março, comecei a sentir um cansaço exagerado, precisei, por diversas vezes, deitar, senti dores no corpo, resisti a acreditar que pudesse estar infectada por Covid-19, já que houve uma suspeita não confirmada e eu não estava saindo de casa.

Dias depois, a confirmação no exame, tudo indicando que seja provável que contraí em casa mesmo. A Manu e meu esposo tiveram contato comigo e não foram infectados. Os meus sintomas felizmente foram amenos: dores nas costas, dor de cabeça e garganta acompanharam-me para além dos 15 dias. A pandemia alterou qualquer rotina e nos privou do convívio com nossos familiares residentes em Erechim. Depois de passado o período de contágio, aproximava-se a Páscoa e a grande saudade nos motivou a visitá-los, mesmo reconhecendo os riscos.

Estar com os avós é uma festa, tanto para eles quanto para a Manu. São cócegas, colo, rede, amor e diversão. Com o Pedro Henrique, único primo, é um capítulo à parte, mesmo com pouca oportunidade de convivência, eles se gostam de um jeito muito especial. Ele tem dois anos e seis meses, eles se entendem nas brincadeiras, aliás, em Erechim até as brincadeiras são outras, tem gosto de infância, nada como um pátio, grama e terra.

Desta vez, a terra, um pote e uma torneira no pátio deram outra cor às crianças, as gargalhadas foram altas e acompanharam toda a brincadeira. Depois do banho tomado, fomos até a casa do primo, onde fomos surpreendidos com um caça ao ninho, organizado com todo carinho pelos pais do Pedro, que também são padrinhos da Manu. Quanta alegria, estes momentos são aqueles que dinheiro nenhum paga e ficam registrados em nossas melhores memórias.

Já explicamos para Manu que eles são primos, mas, pelo vínculo que estabeleceram, quando perguntamos o que eles são, ela responde: "O Pedro Henrique é meu irmão". Sim, o irmão que o coração dela escolheu, já que, pela nossa realidade, não faz parte dos planos o aumento da família.

Foram três dias intensos, logo chegou a hora do *tchau* aos nossos familiares e, desta vez, teve choro, o priminho dizia: "não, Manu, não, Manu" e as lágrimas escorriam em seus lindos olhos grandes e brilhantes. Ver aquela cena foi de cortar o coração.

Enquanto um afirma que são irmãos, o outro chora na despedida, como temos a aprender com nossas crianças sobre o valor da vida e das pessoas! Mesmo que a pandemia tenha ressaltado muitas de nossas obscuridades, com as crianças voltamos a ter esperança, já que na essência trazemos pureza, doçura e amor.

Sinal de final feliz

MANU, 05 ANOS E 10 MESES

Quando eu era criança, ouvia os tradicionais contos de fada e amava; hoje, adulta, sei que, na prática, a vida não é bem assim, todavia sigo respirando coraçõezinhos em histórias que terminam com final feliz. E, hoje, contarei uma história que está se materializando com final feliz.

Quando a Manu tinha três anos, vivenciei o maior medo de minha vida, ao ouvir que ela tinha um tumor no crânio. Ainda que, possivelmente, fosse benigno, vi a vida do ser que mais amo por um fio, a intervenção poderia ser de pequeno risco, mesmo assim, senti-me tão pequena e frágil. Na ressonância do ano passado, passei a acreditar em milagres e, na deste ano, confirmo minha crença.

Quando a data do exame de ressonância se aproxima, fico bastante apreensiva e nervosa. Da última vez, procurei pensar pouco sobre ele, para sofrer menos. No dia 11 de junho, comentei com Manu que iríamos para Porto Alegre, visitaríamos, no domingo, os dindos (o irmão e a cunhada do meu esposo) e o Toy (cachorro Shih Tzu, pet do casal) e, na segunda-feira, dia 14, faríamos um exame para ver como estava a "pedrinha" (nódulo) que ela tem na cabeça. Ela respondeu: "mãe, eu não quero fazer o exame, eu *tô* bem!" Ouvir isso foi de cortar o coração, mesmo assim precisava convencê-la sobre a necessidade do exame, reforçando que o papai e eu estaríamos com ela, que não aconteceria nada de ruim e, ainda, ela poderia brincar com os dindos e o Toy, no domingo.

Manu demonstra uma memória maravilhosa e, certamente, guarda lembranças da tal ressonância como um exame ruim, e é. A combinação entre anestesia geral e contraste faz com que ela acorde desesperada, chorando, se batendo e tremendo. Desta vez não foi diferente. O dia foi passando e, aos poucos, minha menina voltando a ser quem, de fato, ela é.

O resultado do exame não demorou a chegar, recebi-o pelo correio, no dia 16. Mais uma vez, um exame em minha mão. O receio de abrir a correspondência e a ansiedade para saber o que apresentaria eram *flashes* que se misturavam. Criei coragem e abri. Assim como no ano passado, o nódulo diminuiu. Quanta alegria! Que emoção! Gratidão que não cabe no peito! O cisto é medido em três ângulos e, de forma geral, houve a redução de meio centímetro: isso é muito! De imediato, socializei a notícia com os familiares e amigos próximos. Como é bom celebrar vitórias com quem gostamos, mesmo a distância.

Nesta vez, a espera pela consulta com o neuropediatra e com o neurocirurgião não foi um martírio. No dia 29 de junho, foi a vez do neuropediatra, além da ressonância, levei o eletroencefalograma (EEG) realizado no final de 2019. Em relação à ressonância, ao olhar o exame, ele exclamou: que maravilha! Referindo-se à diminuição do nódulo, segundo ele, a parte líquida está sendo absorvida pelo próprio organismo. Quanto ao EEG, ele observou uma alteração localizada em uma área relativa à linguagem, nos indicou medicação e um novo exame a ser realizado em dezembro de 2021.

Além dos exames, também conversamos sobre o desenvolvimento global da Manu e as terapias. Considerando a alteração no EEG e o quadro de apraxia, ele nos aconselhou a focar em atendimentos fonoaudiólogos, duas vezes por semana, seguir, uma vez por semana, com a Psicomotricidade e, como, na parte sensorial e em atividades da rotina, ela apresentou grandes evoluções, ele sugeriu substituir a Terapia Ocupacional por Psicopedagogia, já que Manu está em período de pré-alfabetização.

A consulta com o neurocirurgião foi no dia 5 de julho. Dia em que entendi, na prática, o significado da expressão popular "baratas tontas". A princípio, esta consulta seria em um hospital em Porto Alegre, mas o local foi alterado e não fomos comunicados. Depois de indicações desencontradas, de ir de um lado para outro, finalmente, em cima da hora, chegamos ao novo prédio e nos dirigimos ao consultório.

Ao abrir o exame, o neurocirurgião pediátrico, com anos de experiência, exclamou: "Nossa! Diminuiu, eu nunca tinha visto isso!". Naquele momento, pensei: "que bom que, como mãe, insisti em mais uma ressonância!" Sabe, coração de mãe não falha, e foi por ele que não passamos por uma intervenção cirúrgica. O coração baseou-se em uma fala do neuropediatra da Manu, que levantou a possibilidade de diferenças nos exames pelo fato de eles terem sido realizados em máquinas distintas. Seguiremos acompanhando por meio de ressonâncias anuais, reforçamos a crença que nada acontece por acaso e que os milagres se materializam em nossas vidas.

Ela é toda perfeitinha

MANU, 05 ANOS E 10 MESES

Manu ama ouvir música, desde a rádio Bita, com canções populares brasileiras em versões infantis até a "Perfeitinha", do cantor Enzo Rabelo, com a qual ela se identifica muito, se reconhece como princesa e até aspira ter uma coroa de verdade. Ela é, sim, toda perfeitinha! Não tem defeitos, probleminhas, imperfeições que comumente são relacionados à deficiência. Ao contrário, Manu é uma criança plena, apronta, sorri, chora, se emburra e é feliz.

Outro dia, ela foi até a lavanderia, ligou a máquina de lavar e saiu de fininho, ao notar que o papai e eu estávamos na cozinha e havíamos visto a peraltice, ela comentou: "foi feio! ". Quando apronta, exclama: "desculpa, não foi a minha culpa!"; na verdade, já explicamos que a fala seria: "não foi por querer", mas ela segue fazendo a sua própria justificativa.

Um momento que a briga já virou rotina é na hora da escovação de dentes noturna, ela sabe que eu não gosto, mas insiste em colocar água na boca, ficar bochechando e rindo ao mesmo tempo. Eu fico num misto de preocupação, pelo risco de ela se engasgar, e braveza, por pedir para ela não fazer isso e ela seguir com a travessura.

Quando saímos na rua, ela adora cumprimentar as pessoas: "olá, tudo bem com você?". Agora aumentou o repertório, e, para quem responde, ela indaga: "qual seu nome?" Nem todos compreendem o que ela fala, alguns riem, outros fingem que não ouviram, mesmo assim ela segue com sua simpatia inata.

Por decisão dela, começou a tirar, sozinha, os lixos do banheiro. Quando eu falo: "hoje vamos tirar o lixo", ela responde: "pode deixar comigo, capitã", e, assim, juntas levamos até a lixeira do prédio, duas vezes por semana.

Se tem algo que ela também gosta é água; para ela, um lago transforma-se em mar. Em um sábado de calor, fomos até um rio próximo à cidade em que residimos, ela entrou, se jogou, bateu as pernas e disse: "Aqui está bem *mior* (melhor). Que vida boa!".

Agora também faz perguntas que precisamos pensar e, inclusive, pesquisar antes de responder: "mãe, onde as raposas moram? Onde elas dormem? É perceptível que ela está conseguindo ultrapassar o raciocínio apenas a partir do concreto, a fantasia também ganhou asas nas brincadeiras e falas. Outro dia ela pegou uma bolsinha e comentou: "Essa é uma mala, eu vou viajar de avião, bem longe, para ir no mar, vou tirar umas férias". Parece tão simples, não é? No entanto não é, este ensaio de construção abstrata exige muito raciocínio, ela e as demais crianças com alterações genéticas também são muito inteligentes!

Mais de uma vez, por iniciativa própria, afirmou que, quando crescer, quer ser médica, doutora, igual à doutora

Ângela, pediatra que ela gosta de um jeito todo especial. Enquanto pais, deixamos ela sonhar e já acreditamos que ela poderá ser a profissional que quiser ser.

Praticamente todas as noites, ela inventa sua própria história, depois pede para que o papai e eu também narremos a nossa, momento que se transforma em uma divertida brincadeira em que a imaginação ganha asas. Ela também nos diz, todos os dias, mais de uma vez por dia: "eu amo tu" ou "você é o/a melhor do mundo".

Ela é assim: intensidade, boniteza, sapequice, iniciativa, autenticidade... Tem qualidades mil, alguém ousaria dizer que ela não é perfeita? Para nós, ela é, sim, toda perfeitinha!

União de beija-flores

Até então, as narrativas apresentadas aqui abordavam situações envolvendo nossa família, mas a intenção desta obra nasceu por, de maneira simbólica, representar a vivência de um coletivo, que, com muito carinho, chamo de "família 9p". E é sobre um momento especial, envolvendo este coletivo, que as palavras ganham vida nesse texto.

Lançamento de livro, perspectiva de pesquisa, incentivo para que as famílias se organizassem como uma Associação. Estes foram os assuntos que motivaram a organização de nosso primeiro encontro, pensado com muito carinho por Shirley Reis, Daiane Troian e eu. Contamos também com a colaboração da Dra. Vivian Habe, médica oftalmologista, mãe de uma criança com alteração genética no cromossomo 9p e da Dra. Melissa Fugimoto, médica oftalmologista, amiga da Dra. Vivian que se uniu ao grupo para contribuir. Foi no dia 21 de junho de 2021, um evento virtual, mas nem por isso com menor emoção.

Fiz a abertura do encontro narrando a fábula "A união faz a força", de Vieira José. Em linhas gerais, trata-se da história de um beija-flor que inicialmente tenta apagar o incêndio de uma floresta sozinho. Depois de ser indagado por um elefante sobre suas intenções, ele vislumbra o apoio do coletivo da floresta como a possibilidade real de juntos contornarem a situação. A partir da história, nos identificamos com o beija-flor, nos sentindo sozinhos diante de diagnóstico de uma síndrome rara: apagando um incêndio. Com o grupo, nos sentimos amparados e mais fortes nesta jornada rara.

Contei aos participantes um pouquinho de nossa história familiar e as motivações para a escrita do livro, além do sonho de um doutorado interrompido, um triste episódio foi motivador: ouvir de uma profissional que a Manu não falava por ser preguiçosa e dominadora. Sendo pedagoga e conhecendo o desenvolvimento infantil, coloquei-me no lugar de famílias que poderiam acreditar no que foi dito pela profissional e desacreditar em seus filhos. Senti que precisava fazer mais, já escrevia em um *blog* desde o diagnóstico, por que não transformar os textos em livro?

Precisava, no entanto, saber se algumas situações eram apenas vividas por nós e nossa família. Socializei, então, alguns textos no grupo de *WhatsApp* e o retorno que tive apontava vivências similares. Caso não representasse um grupo, seria um diário a ser lido no futuro pela Manu. Primeira decisão: ultrapassar o receio da exposição de nossa história com Manu, fui escrevendo páginas e páginas e, assim, narrei muito mais do que o nosso cotidiano, mas, quem sabe, representei um grupo com preocupações, anseios e conquistas em torno dos filhos.

Ainda sobre o nosso encontro, pedi que as famílias relatassem características e/ou pontos fortes de seus filhos, para torná-los sujeitos de um capítulo do livro. Depois disso, Dra. Melissa e Dra. Vivian, representando o grupo de pesquisa, discorreram algumas informações sobre as alterações genéticas no cromossomo 9p e a intenção em viabilizar às famílias o acesso a informações com comprovação científica.

Dra. Melissa foi um verdadeiro presente para nosso grupo de famílias, foi ela a responsável por uma das pontes mais lindas que vivenciamos. Sonhávamos com a pesquisa, ao tentar contribuir com sua amiga, Dra. Melissa passou a fazer parte do nosso grupo no *Facebook*, ali observou nosso interesse por estudos e socializou este desejo com o Dr. Roberto Hirochi Herai, pesquisador do Programa de Pós-Graduação em Ciências da Saúde e professor de Genética Médica, ambas atribuições na Escola de Medicina da Pontifícia Universidade Católica do Paraná (PUCPR).

Foi assim que a intenção foi se transformando em ação. E, nesse sentido, é importante ressaltar, para além do encontro, a contribuição do histórico apresentado pelo Dr. Roberto Herai, líder do grupo de pesquisa. Depois do contato feito pela Dra. Melissa, o Dr. Herai passou a estudar a síndrome da deleção 9p e também se comunicou com outros pesquisadores e fundações de pesquisa internacionais envolvidos com esta síndrome. Um dos contatos foi com o Dr. Session Cole, representante da Fundação Americana 9p Minus Family Network (Saint Louis, Estados Unidos) e professor da Faculdade de Medicina da Universidade de Washington. Após esse contato inicial, foi realizada uma reunião virtual com outros membros da fundação americana com a Dra. Melissa, a Dra. Vivian e o Dr. Herai. Então iniciou-se um intercâmbio de pesquisa entre o grupo conduzido pelo Dr. Cole e pelo Dr. Herai para investigar a relação entre dados genéticos, moleculares, farmacológicos e epidemiológicos de pessoas acometidas com alterações genéticas no cromossomo 9p. Após o início da pesquisa, foram integradas ao grupo do Dr. Herai, na PUCPR, a Mestra Isadora Vaz, estudante de doutorado, (PUCPR), e Natália Trentiny, graduanda em Medicina e bolsista de Iniciação Científica (PIBIC/CNPQ).

Em relação ao relato do encontro, a noite seguiu com a fala de Paula Acirón, mais um anjo em nosso caminho. Paula é advogada da Federação Brasileira das Redes Associativistas e Independentes de Farmácias (FEBRAFAR), empresa em que a Shirley trabalha, que possui um diferencial humano e que contribui conosco. Paula colocou-se à disposição para encaminhar o processo de constituição da organização enquanto Associação, após apresentar, em linhas gerais, as vantagens de formarmos uma Associação, o grupo, de forma unânime, mostrou-se favorável. Apresentamos, então, a composição da primeira Diretoria e do Conselho, recebendo apoio dos presentes.

O encontro foi encerrado com um vídeo homenageando as famílias, mas a história seguiu. O grupo envolveu-se por inteiro em uma campanha, pelas redes sociais, a fim de arrecadar fundos para os gastos com documentação. Tivemos um retorno que ultrapassou a meta inicial: em breve seremos Associação 9p Brasil! Alguns amigos e familiares contribuíram financeiramente, outros se doaram prestando assessorias em diversas áreas. Está sendo desencadeado um movimento lindo!

A corrente do bem, como denominou Rodrigo Vida, seguiu crescendo. Um amigo de Rodrigo nos apresentou a Antoine Daher, presidente da Casa Hunter, que literalmente abriu as portas da instituição para também contribuir conosco neste processo, pois, para nos tornarmos uma Associação, com certificações, precisaremos observar vários detalhes em nossos documentos.

Depois de tudo isso, não nos sentimos mais beija-flores solitários, fomos nos encontrando e pessoas maravilhosas se uniram a nós. Tenho certeza de que a Associação 9p Brasil realizará um trabalho maravilhoso e que a pesquisa contribuirá muito para a construção de conhecimentos e divulgação de informações. Tudo isso fará a diferença na vida de muitas pessoas!

Simplesmente rara

Ela nasceu no dia 18 de agosto de 2015, fez sol, choveu, surgiu um arco-íris, no início da manhã, estava calor, à tarde fez frio, parecia que, no mesmo dia, havíamos vivido mais do que as habituais 24 horas. As mudanças indicadas pelo clima em seu nascimento representam a transformação que a chegada dela ocasionou em nossas vidas. Hoje ela faz 6 anos, Manu é o nosso mundo e, mais uma vez, celebramos sua chegada. No entanto, hoje, não é sobre ela que escreverei.

Contarei um pouquinho sobre os amigos que fizemos no decorrer desta jornada, que chamamos carinhosamente de família 9p, os quais nos permitiram perceber que: ser raro, não é ser único, ser solitário, ao contrário nossas histórias se entrelaçam, juntos aprendemos e, mesmo de longe, sentimos abraços que nos acolhem, palavras que nos dão força e que permitem saber que não estamos sozinhos.

Manu tem uma memória extraordinária e é muito carismática. Sophia é observadora e paciente. Luiz é muito comunicativo, tem facilidade para manusear computadores, *tablets*, celulares, além de adorar jogos eletrônicos e amar esportes. Daniel é carinhoso e adora instrumentos musicais. Davi, além de ser muito carinhoso, também é muito atento. Ester temos mais de uma: a que é observadora e ama crianças, e a que é uma menina feliz e carinhosa. Gabriel tem uma sensibilidade que o permite viver a empatia nas relações, ama animais e tem uma memória excelente. Isabela temos três: a mais novinha ama música e adora brincar; temos a Isa que aprendeu a ler com 8 anos, tem uma memória aguçada para cada detalhe, além de ser um doce de menina e a Isa que adora receber atenção, além de ser muito carinhosa. O Lucas é detalhista, está evoluindo muito e a família aprende diariamente com ele. A Luísa é observadora, adora cócegas, é beijoqueira (dá lambeijos) e é uma menina muito forte. O Murilo ama gente, é carinhoso, alegre e fala Inglês com fluência. A mãe vê no Mateus tudo como positivo, ele é feliz, inteligente e tímido. Sophie é comunicativa, tem uma interação social muito boa e é super observadora. Valentina, além de simpática, é muito inteligente. A Yohanna surpreende, é muito forte, amorosa e feliz. A Catarina só dá alegrias, ensinou que o sutil é tão importante, cada conquista sua é uma vitória, é risonha, guerreira, um verdadeiro presente para a família. A Eloísa é tranquila, calma e observadora. O Pietro tem uma excelente memória e é muito inteligente. Bárbara é uma adolescente vivendo a adolescência com todos seus desafios, é uma verdadeira benção, ensinou e ensina muito sobre o amor e o perdão.

No Brasil e mundo afora, há crianças, adolescentes e adultos que possuem alterações genéticas no cromossomo 9, e em outros cromossomos. Alguns possuem cardiopatias e/ou problemas pulmonares e respiratórios que os levam a diversas internações hospitalares. Outros precisaram passar por cirurgias devido a determinadas condições como: cranioestenose, hérnias umbilicais e/ou inguinais, entre outras. Há casos de disfagia (dificuldade para engolir os alimentos) que, dependendo da severidade, utilizam sondas de gastrostomia para mantê-los nutridos.

Os desafios são grandes, conhecemos dores intensas, o amor genuíno e, certamente, mãos estendidas por amigos e familiares podem fazer muita diferença. Se você é próximo de uma família rara, não deixe a vergonha impedir sua disposição por ajudar, seja rede, seja apoio. Entretanto, mais do que dificuldades, eles têm uma característica presente e comum: são carinhosos e cultivam sorrisos. Com estes sorrisos, eles e elas nos ensinam que o tempo não é definido por nós, que os estímulos são importantes, mas, para além desses, um ambiente envolto de amor é fundamental.

Contando um pouquinho sobre cada um de nossos raros, eu não quero afirmar, em momento nenhum, que os problemas das famílias típicas são pequenos, suas dores inválidas, ao contrário, quando clamamos por empatia, compreendemos que ela envolve toda a sociedade. Com nossos raros, aprendemos a valorizar cada detalhe e, nos momentos mais duros, buscamos na natureza o combustível para a resiliência. Observamos as estrelas com todo seu brilho, as flores com toda sua delicadeza, os pássaros com suas lindas melodias e, nas águas que correm, percebemos que tudo é ciclo. Apesar de todas as dificuldades, nossos raros têm uma vontade de viver que contagia e nos ensina que tudo é motivo de gratidão, porque a vida é sim: simplesmente rara!

IMPRESSÃO:

Santa Maria - RS | Fone: (55) 3220.4500
www.graficapallotti.com.br